23.36.B.48

INFLUENCE

DE

L'ÉTAT MORAL DE LA SOCIÉTÉ

SUR

LA SANTÉ PUBLIQUE

PAR

M. LE DOCTEUR DESCIEUX

CHEVALIER DE LA LÉGION D'HONNEUR

MÉDECIN DE L'HOPITAL DE MONTFORT-L'AMAURY (SEINE-ET-OISE)

ANCIEN PROFESSEUR DE L'INSTITUT AGRONOMIQUE DE GRIGNON, LAURÉAT DE L'ACADÉMIE IMPÉRIALE

DE MÉDECINE (MÉDAILLE D'OR)

SOIS L'AUXILIAIRE DE LA VÉRITÉ

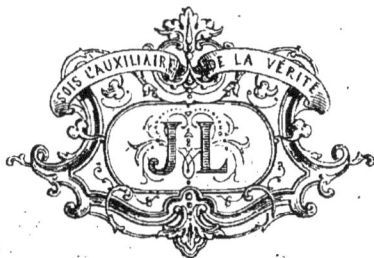

PARIS

JACQUES LECOFFRE, LIBRAIRE-ÉDITEUR

90, RUE BONAPARTE, 90

LYON, ANCIENNE MAISON PERISSE FRÈRES

RUE MERCIÈRE, 47, ET RUE CENTRALE, 54

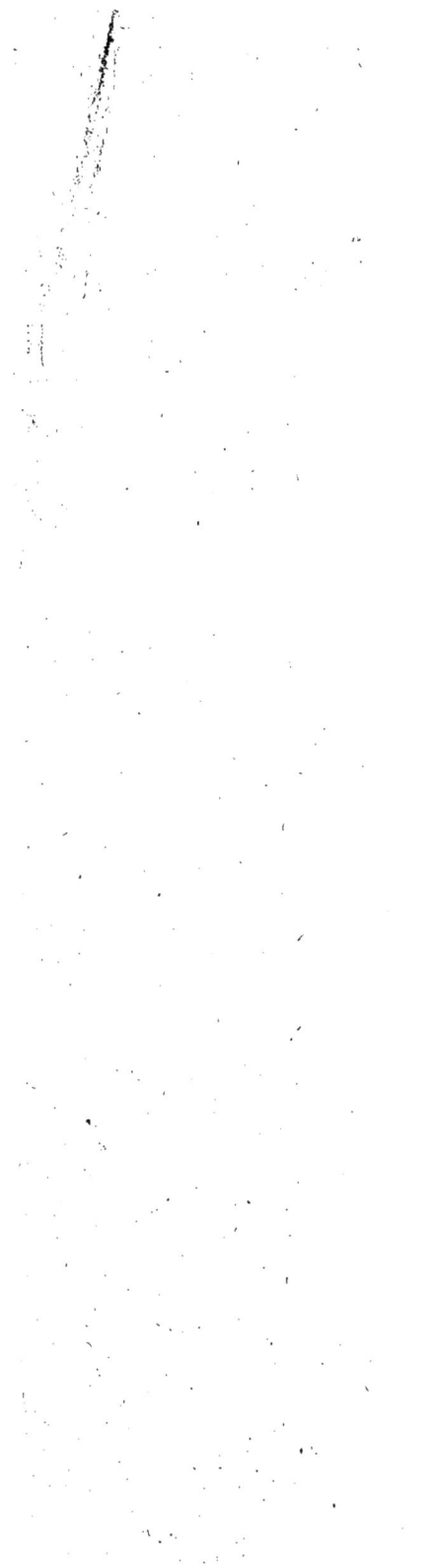

INFLUENCE

DE

L'ÉTAT MORAL DE LA SOCIÉTÉ

SUR

LA SANTÉ PUBLIQUE

PARIS, — IMP. SIMON RAÇON ET COMP., RUE D'ERFURTH, 1.

INFLUENCE

DE

L'ÉTAT MORAL DE LA SOCIÉTÉ

SUR

LA SANTÉ PUBLIQUE

PAR

N. LE DOCTEUR DESCIEUX

CHEVALIER DE LA LÉGION D'HONNEUR,
MÉDECIN DE L'HOPITAL DE MONTFORT-L'AMAURY (SEINE-ET-OISE),
ANCIEN PROFESSEUR DE L'INSTITUT AGRONOMIQUE DE GRIGNON, LAURÉAT DE L'ACADÉMIE IMPÉRIALE
DE MÉDECINE (MÉDAILLE D'OR)

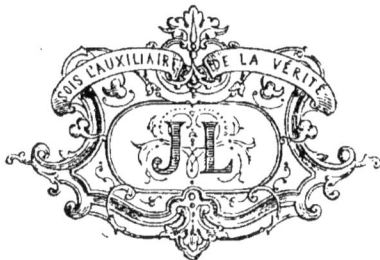

PARIS

JACQUES LECOFFRE, LIBRAIRE-ÉDITEUR

RUE BONAPARTE, 90

LYON, ANCIENNE MAISON PERISSE FRÈRES

RUE MERCIÈRE, 47, ET RUE CENTRALE, 34

—

1865

INFLUENCE

DE

L'ÉTAT MORAL DE LA SOCIÉTÉ

SUR

LA SANTÉ PUBLIQUE

Un médecin, ayant reconnu que pendant l'exercice de sa longue pratique il s'était produit dans la constitution humaine des changements notables qui l'ont forcé à modifier sa thérapeutique, a cherché les causes de ce fait et il donne ici le résultat de ses observations.

L'influence des climats et des saisons a sur la santé une action bien connue ; mais s'est-on suffisamment rendu compte des modifications que peuvent apporter à la santé publique les changements survenus dans les habitudes et les mœurs ? Les habitudes et les mœurs sont en effet deux causes qui agissent constamment sur la santé ; mais cette action est lente, elle agit en quelque sorte à l'insu de ceux qui l'éprouvent, et, par cela même, ce fait latent, quoique certain, ne saurait être apprécié de tous.

1

S'il peut être constaté, ce n'est que par les anciens praticiens, seuls en mesure de comparer le temps présent
avec les temps antérieurs dont ils ont été les témoins. Et
tous, ils reconnaissent qu'il s'est opéré dans les maladies
de remarquables changements.

Ce fait établi, il est bon d'en rechercher les causes : c'est
dans les altérations survenues dans la constitution humaine
que ces causes se trouvent ; mais ces altérations, qu'il est
du ressort de l'observation médicale de reconnaître, elles
ont elles-mêmes leurs causes. Comment donc les pénétrer?
En étudiant l'état du corps social où les changements se
sont produits : cette étude, les économistes croient qu'elle
leur appartient exclusivement. Cependant, si leur science
s'est principalement appliquée à exposer l'influence de la
richesse générale sur le bien-être matériel des peuples,
n'est-ce pas plus particulièrement au médecin qu'il est
donné de faire connaître les modifications que les progrès des sciences, les commotions politiques et les habitudes de la vie privée font éprouver à la santé publique?

Pour traiter ces questions avec autorité il est nécessaire qu'un auteur ait longtemps vécu et qu'il ait eu l'occasion d'étudier toutes les classes de la société.

C'est parce que ma position médicale m'a procuré ces
avantages que je prends la plume. Les relations intimes
que la pratique de la médecine en province établissent
entre le médecin et ses clients lui fournissent, pour peu
qu'il ait l'esprit d'observation, de nombreuses occasions
d'apprécier l'influence de la société sur les individus de
toutes les classes. Mon âge aussi m'a rendu témoin de nom-

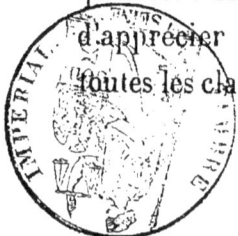

breuses révolutions, et j'ai pu en constater aussi bien l'influence hygiénique que l'influence sociale.

Je publie donc ici le résultat de longues et sérieuses observations, espérant qu'elles pourront être utiles; ma carrière active terminée, il me serait doux de penser que je puis encore rendre service.

I

Cette modification qui s'est opérée dans la constitution humaine, en Europe, consiste dans la prédominance du système nerveux et l'amoindrissement du système sanguin; comme conséquence, il en résulte que les tempéraments dits lymphatico-nerveux sont plus nombreux qu'autrefois, et que, par suite, la famille des maladies nerveuses a pris une grande extension, tandis que les maladies inflammatoires sont devenues plus rares.

Ce fait ne peut être apprécié par les jeunes médecins qui n'ont exercé que depuis un petit nombre d'années; mais il doit être évident pour les anciens praticiens. Le témoignage de ceux de mes contemporains qui sont encore à la tête de la science peut être invoqué sur cette question; ils ont modifié leur pratique et leur enseignement.

Je lisais dans le numéro du 6 décembre 1862 du *Monde illustré*, un article de M. Jules Lecomte, qui démontre que notre époque présente un accroissement considérable d'affections cérébrales et de désordres provenant d'une surexcitation du système nerveux. Un autre journal, *l'Observateur du Dimanche*, contient un article de M. le marquis de Roys sur l'anémisme ; il y constate, d'après l'observation de vieux praticiens, qu'il s'est opéré une modification dans la constitution humaine, et qu'aujourd'hui les médecins sont obligés souvent de prescrire des toniques et du fer, au lieu de saignées, comme ils le faisaient autrefois.

Puisque cette modification de la constitution est assez prononcée pour avoir été signalée par la presse, que l'on peut considérer sous ce rapport comme l'écho de l'opinion générale, je puis dire que ce fait est de notoriété publique ; d'ailleurs il est démontré aussi par le changement qui s'est opéré depuis quarante ans dans la thérapeutique : c'est pour cette raison que le traitement antiphlogistique, dont Broussais était le promoteur, n'a pu se soutenir, et ses élèves les plus ardents ont été obligés de le modifier, de l'abandonner même, ayant à traiter des malades dont le sang était appauvri.

Cet amoindrissement de la constitution physique ne date pas de nos jours : dès l'année 1831, on a été obligé d'abaisser la taille des jeunes gens appelés à la conscription, afin de pouvoir les faire entrer dans certains régiments. Cette mesure était surtout nécessaire pour les populations manufacturières, puisqu'il a été reconnu que certains travaux industriels, pratiqués par des enfants n'ayant pas acquis leur développement, compromettaient leur santé. Des moyens ont été pris pour prévenir ces inconvénients ; malgré cela, le mal a continué et il s'est propagé des villes aux campagnes.

Dans le canton que j'habite, le tiers seulement des jeunes gens inscrits était appelé pour fournir son contingent ; depuis quelques années on épuise les numéros ; et, il y a deux ans, il n'a pu être complété.

En suivant attentivement les opérations du conseil de révision, parce que c'est pour moi une occasion d'étudier l'état physique d'une population dans les hommes dont se compose ce canton, j'ai pu m'assurer que cet état physique était amoindri. Les causes d'exemptions dues au défaut de taille, à la faible constitution et à quelques lésions des organes sont plus fréquentes. En rapprochant ces faits de ceux que j'ai pu observer dans ma pratique, j'ai acquis la conviction que véritablement il s'opère sous ce rapport une modification dans la constitution générale, modification ayant pour effet l'appauvrissement du sang et l'exaltation du système nerveux.

C'est ce changement qui a obligé les médecins, comme je l'ai déjà dit, à modifier leur mode de traitement ; que les personnes étrangères à la médecine le sachent bien, si les médecins apportent des modifications dans le traitement des maladies, ce n'est pas seulement aux progrès des sciences médicales que cette nouvelle thérapeutique est due, c'est aussi à l'altération du milieu physique et moral dans lequel les hommes se trouvent placés.

Pour donner l'explication de ce fait, je crois devoir entrer dans quelques considérations de diverses natures qui se rattachent à mon sujet.

II

Les révolutions que notre pays a éprouvées depuis près de quatre-vingts ans ont dû laisser des traces profondes sur la constitution humaine considérée d'une manière générale. Sous le régime de l'ancienne monarchie, la très-grande majorité du pays restait étrangère aux affaires de l'État. Le peuple, gouverné et administré, n'avait à s'occuper que de ses affaires personnelles ; ses relations étaient peu étendues, à cause de la difficulté relative des communications ; aussi cet état de calme et d'isolement, peu favorable, il est vrai, au développement des facultés et de l'activité qui multiplie les besoins, le préservait des maladies qui affectent le système nerveux ; aujourd'hui surexcité, par cela même que sa vie intellectuelle et morale a pris une grande extension, il est plus exposé aux maladies de ce système.

Lorsqu'en 89 on a voulu émanciper le peuple, et qu'il a été appelé à prendre part au gouvernement, il a dû faire son éducation politique ; des idées nouvelles lui ont été données ; dès lors a surgi dans cette société, dont tous les membres n'étaient pas préparés à une émancipation aussi radicale, une révolution politique et sociale, qui a duré jusqu'au moment où une main puissante est venue mettre de l'ordre dans ce chaos et fonder un gouvernement régulier.

Depuis, notre pays a été agité, à certaines époques, par des commotions politiques; sept fois, depuis quarante ans, le gouvernement a changé de forme et de chef, et nous avons assisté à une lutte incessante entre le pouvoir et la liberté; car il est difficile de mettre de l'accord entre ces deux principes; quand l'un prend trop d'extension, le pays s'inquiète et le renverse pour subir les inconvénients de l'autre principe qui, tombant également dans un excès contraire, succombe à son tour; nous avons donc toujours été placés entre la crainte du despotisme et celle de l'anarchie. C'est ainsi que nous sommes passés du premier Empire aux Monarchies constitutionnelles, puis à la République, à laquelle a succédé un nouvel Empire avec des libertés plus restreintes qui ne pourraient être étendues sans danger qu'en raison de l'éducation morale et politique du pays.

Je signale ces phases politiques comme une cause puissante de la surexcitation du système nerveux. Depuis cette période, que l'on pourrait appeler révolutionnaire, tous les hommes ont pris une part plus ou moins active aux affaires du pays; ce nouvel élément de préoccupation suscite des passions, des ambitions, engendre des haines, des jalousies, crée des positions sociales, et en détruit d'autres. Les révolutions ayant été politiques, et tendant à devenir sociales, il n'est personne qui n'ait des craintes ou des espérances. C'est sur le système nerveux que portent ces impressions, c'est lui principalement qui subit le choc de ces perturbations ; sous l'influence de ces commotions, les natures fortes, vigoureuses et bien organisées ont dominé les événements, les ont dirigés et ont contribué à maîtriser le mal et à faire triompher le bien.

Dans les temps de troubles, les ambitieux dont l'intelligence n'est pas soutenue par des principes de morale, peuvent devenir de grands coupables, poussant sans cesse aux révolutions; il en a paru sous tous les règnes. Les mêmes causes produisent aussi ces intrigants vulgaires qui ne cessent de s'agiter et de provoquer le désordre. L'exercice même de nos droits politiques est une cause de perturbation ; tout le monde sait combien les luttes électorales amènent de divisions, de troubles, et quelquefois de désordres dans le pays : si ce mal est inévitable parce qu'il est la conséquence nécessaire de nos institutions, il faut le regretter et le subir dans la mesure la moindre possible; mais on peut faire des vœux pour qu'on le diminue, soit en modifiant nos institutions, s'il y a lieu, soit en faisant l'éducation des électeurs.

Cette fièvre électorale concourt à créer cet état d'éréthisme qui favorise les maladies. Je devais la signaler. Nous voyons aussi que les sciences, les arts et par suite l'industrie et l'agriculture, qui n'ont pas été stationnaires, ont produit le même résultat de surexcitation cérébrale ; car, si les travaux intellectuels sagement réglés ne compromettent pas la santé, les excès de ces mêmes travaux peuvent, en fatiguant le cerveau, donner lieu à de graves maladies.

C'est à la science que nous devons l'application de la vapeur à la locomotion; on l'a obligée d'être le moteur de nos machines industrielles et agricoles. Elle remplace la force musculaire humaine dans une foule de circonstances; les progrès de son application dans cette voie sont si rapides que l'on peut prévoir le moment où bientôt, pour tous les travaux qui exigent de la force, l'homme n'aura plus qu'à diriger le moteur fourni par la vapeur.

Mais la vapeur, cet auxiliaire si puissant qui tourne au profit de la production, contribue pour sa part à la surexcitation du système nerveux, l'homme étant obligé à un plus grand déploiement d'activité et d'agilité que pour les anciens travaux manuels de l'agriculture. Pour citer un exemple, il y a loin du mouvement lent et cadencé du batteur en grange à celui des ouvriers employés au service d'une machine à vapeur : mais le moment arrive à grands pas où la vapeur sera appliquée à tous les travaux du sol, et alors le travail de la terre, considéré comme si favorable à la santé, parce qu'il s'exerce à l'air libre et n'exige qu'une action modérée du système musculaire, perdra une partie de ses avantages. Pour éviter l'inconvénient qu'entraîne l'extension de cet agent, on doit avoir recours aux conseils de l'hygiène, la mission de cette science étant de veiller à ce que toutes les découvertes qui favorisent la prospérité publique ne nuisent pas à la santé.

III

On reconnaît généralement que la richesse publique marche d'une manière rapide : sous ce rapport il y a un accord parfait entre gouvernants et gouvernés ; tous tendent à produire et à s'enrichir ;... qui profite de ces richesses ?.. est-ce le bien-être ? Si l'on entend par là la force et la santé, non assurément, car la moyenne de la force, si on la cherche dans le développement musculaire, a diminué, et le sang s'est généralement appauvri.

A quoi profitent donc ces richesses ? Comment sont-elles employées ?... A procurer des jouissances sensuelles ; ces jouissances, dans certaines limites, sont nécessaires et convenables ; mais quand elles sont exagérées, elles énervent et épuisent. La majorité de la génération présente se hâte de produire et de s'enrichir, afin de se procurer des plaisirs qui souvent amènent la maladie et abrègent la vie. Comme les agents de nos sens font partie du système nerveux, il ne faut pas s'étonner que ce système surexcité soit plus souvent malade.

Ne pourrait-on pas encore voir la preuve des changements qui se sont opérés sur la constitution humaine dans la nouvelle tactique de nos armées? Autrefois, sous le premier Empire, les régiments de grenadiers étaient la force principale, ceux de la vieille garde avaient mérité le surnom glorieux de mur d'airain; quand ces masses si bien disciplinées marchaient à l'ennemi, rien ne leur résistait; attaquées, elles restaient inébranlables : ces hommes étaient grands, forts et robustes, ils avaient une énergie calme et ne se laissaient point entamer; c'est à eux principalement que nous avons dû nos conquêtes. Aujourd'hui, une partie essentielle de notre force militaire se trouve dans celles de nos troupes dont le caractère principal est d'être mobiles et énergiques : ce sont les zouaves et les chasseurs d'Afrique; c'est leur impétuosité qui terrifie et déroute l'ennemi. Ils trouvent ces qualités dans la surexcitation du système nerveux, comme la force des grenadiers était dans le système musculaire nourri par un sang riche.

Telles sont les conséquences pour la santé de la surexci-tation nerveuse et de l'affaiblissement du sang; examinons maintenant celles que ces causes ont sur l'état du corps social. Car, si elles prédisposent à des maladies particu-lières, elles modifient profondément aussi les esprits, dont les actes affectent alors l'ensemble du corps social.

Une société dont une partie des membres est dans un état de surexcitation est active, énergique, il est vrai, mais aussi elle est ardente et difficile à contenir; cette manière d'être se traduit par des actes variés, différents selon le caractère, l'éducation et la position sociale de chacun. De cette surexcitation nerveuse surgit une foule de maux; toutefois, par compensation nous devons à ce même état le développement qu'ont pris les sciences, les arts, en un mot, tout ce qui est du ressort de l'activité humaine. Si, au point de vue hygiénique, il est regrettable

que cet état du système nerveux favorise l'apparition de
certaines maladies ; au point de vue social, on doit dé-
plorer aussi que ces forces n'aient pas une bonne direction et qu'une partie tourne au détriment de la société.

De cette surexcitation nerveuse mal dirigée résultent
des actions qui non-seulement compromettent la santé
des individus, mais troublent aussi la société profondément. C'est à cette cause que sont dues particulièrement
toutes ces dissensions dans les familles, ces crimes multipliés contre les personnes et les mœurs; cette perver-
sion morale est donc une des causes de tous les maux qui
affligent la société, et quand un grand nombre de ses
membres dans les divers degrés de l'échelle en est atteint;
cette société turbulente, agitée, a besoin d'être contenue
pour prévenir cette grande maladie qui s'appelle révolution, maladie que les hommes de notre époque ne connaissent que trop. Cette opinion sur l'état actuel du corps
social pourra paraître sévère ou exagérée à ceux qui, satisfaits, parce qu'ils réussissent, obtiennent toutes les jouissances de ce monde, égoïstes ne s'occupant que de leur
bien-être, ne voyant dans la société qu'un vaste champ
d'exploitation, s'inquiétant peu des autres et de l'avenir de
leur pays; mais, pour les esprits sérieux et honnêtes, et il
en est encore un grand nombre qui voient le mal, en gémissent et luttent dans la mesure de leurs forces, l'opinion que j'émets ne sera pas une injuste sévérité ; ils la
partageront, je l'espère; c'est à ces derniers que je m'a-
dresse particulièrement.

IV

Les causes des maladies du corps social sont nombreuses et très-variées ; il en est de générales à toute l'espèce, de communes à divers pays, à quelques institutions politiques, et à certaines époques. C'est pour cela qu'il est impossible de les comprendre toutes dans un seul et même tableau, et que ceux qui ont voulu traiter ce sujet n'ont pu en exposer qu'une partie.

Les faits et les idées dont je viens de parler ci-dessus, comme modifiant l'économie humaine, doivent être pris en considération, puisque le corps social est lésé par ce qui altère les membres qui le composent.

Si la source des maux qui affligent l'humanité provient de la désobéissance de nos premiers parents, souvenons-nous que cette faute est due à l'orgueil, à un désir d'acquérir plus de science et de s'égaler à Dieu. C'est donc par l'intelligence que le premier homme a péché, par cette faculté qui l'élève au-dessus des autres êtres de la création ; nous verrons que cette même faculté, mal dirigée, continue à nous perdre, en nous entraînant dans toutes les erreurs, et par suite dans tous les désordres qui déterminent l'état fâcheux de la société.

Pour ne pas nous tromper dans l'indication des causes du mal, nous esquisserons rapidement les aberrations de l'esprit humain, et nous démontrerons qu'elles sont les conséquences sociales de ce désordre. Je dis que beaucoup de mal est dû aux aberrations de l'esprit, parce qu'il est évident que ceux qui font le mal sont en général des ignorants ou des esprits égarés, dont les actions ne sont réglées par aucun principe solide. Ceux qui n'ont d'autres lois que leurs désirs, se laissent guider par leurs passions et leurs intérêts mal compris; ils tombent naturellement dans toutes les erreurs et dans tous les désordres; ils compromettent souvent leur santé, et toujours la sécurité des autres.

Toutes les actions blâmables, au point de vue de la moralité, comprennent toutes les causes donnant lieu aux maladies du corps social ; examinons-les dans les différentes classes de ses membres.

V

Quand les ouvriers proprement dits, n'étant pas guidés par des principes moraux, et ne travaillant que pour vivre, se livrent à tous les excès, ils deviennent inévitablement malades ; à peine guéris, ils recommencent à s'épuiser par le travail et s'adonnent de nouveau à la débauche. Lorsqu'une maladie aiguë ne vient pas mettre fin à cette vie déréglée, des infirmités prématurées les rendent impro-

près au travail, et ils deviennent une charge pour eux-
mêmes et pour la société ; ces hommes ne souffrent pas
seuls de leur mauvaise conduite, ils troublent l'ordre par
leurs querelles, leurs rixes ; c'est parmi eux que se rencontrent les malfaiteurs qui occupent le plus la police.

Si l'on veut voir ce mal sous son véritable aspect, il n'y
a qu'à pénétrer dans la vie intime de ces êtres dégradés ;
le médecin plus que tout autre est initié à ces tristes mystères. Comme la maladie suit toujours le vice, le médecin est demandé quand l'immoralité amène des désordres dans les organes ; et s'il remonte à l'origine, il voit
se dérouler le triste cortége de ces vices qui ont apporté
chacun leur contingent à la maladie. Que faire alors ?
Guérir quand il le peut. Et après ? Si avec la santé reviennent les mauvaises habitudes, il est appelé de nouveau
pour recommencer la lutte ; quoi qu'il fasse, quoi qu'il
dise, malgré ses conseils et ses avertissements, le moment
arrive où il est vaincu et le malade meurt victime de sa
déplorable conduite.

Combien n'ai-je pas vu de ces malheureux dans ma
longue pratique ! Ces faits ont eu pour moi la certitude que
donne la statistique : médecin d'un hôpital, j'ai fait le relevé
des causes des maladies pendant un exercice de quarante
ans, dans un pays où la population n'est pas signalée
comme étant particulièrement immorale ; eh bien, les
trois cinquièmes des malades y sont amenés par suite
de l'ivrognerie et des autres désordres qui en sont la conséquence ordinaire ; la débauche seule a produit un autre
cinquième des maladies ; la paresse, l'inintelligence des

soins matériels, la mauvaise nourriture et les logements insalubres conduisent à l'hôpital le dernier cinquième des malades.

Cette classe de la société, sujette comme tous les hommes aux maladies, en présente qui lui sont plus particulières : aux ivrognes, les cancers de l'estomac et du foie; aux débauchés, des maladies que je ne puis nommer, et qui les font mourir dans l'épuisement ; à ceux qui, par ignorance ou insouciance, manquent des soins matériels nécessaires, toutes les maladies chroniques, particulièrement celles de la poitrine, qui tuent prématurément ; et ce qui est plus affligeant, s'il est possible, c'est que les enfants, dans d'aussi mauvaises conditions hygiéniques, ont le principe des maux physiques de leurs parents et prennent aussi, par la manière dont ils sont élevés, les germes de leurs vices ou de leur incurie; ils sont inévitablement faibles, maladifs et immoraux. L'observation a démontré que les enfants d'ivrognes sont particulièrement atteints d'épilepsie et d'idiotisme.

Heureusement, les membres des classes laborieuses ne sont pas tous immoraux: il s'en trouve parmi eux qui ont de bonnes mœurs, et par suite de l'aisance ; ces honnêtes ouvriers contribuent autant à la formation de la partie saine de la société, enrichie par leur travail, que les autres lui nuisent par leurs vices.

Il est aussi des hommes qui, pour exercer leurs fonctions ou leurs professions, ont besoin de conserver l'intégrité de leur intelligence ; ceux-ci sont moins sujets à l'ivrognerie et à ses fâcheuses conséquences; mais, dans ces professions, ceux qui s'abandonnent à l'ivresse ne tardent pas à devenir incapables et se réunissent à la masse des hommes inutiles et dangereux que nous avons signalés plus haut.

Toutefois, dans cette région de la société, la santé trouve d'autres ennemis moraux, ce sont : l'ambition démesurée, les préoccupations des affaires, la jalousie, l'envie, qui engendrent la haine, etc.....

Les affections morales ne frappent pas matériellement nos organes comme les boissons alcooliques, mais elles n'en ont pas moins une action qui se traduit, pour les médecins, par cette nombreuse variété de lésions organiques qui se rencontrent dans le cerveau, le cœur, le foie et les organes de la digestion. Il semble que toutes les mauvaises passions impriment leur cachet sur ces organes. Les maladies fournies par ces hommes ont un caractère aigu, quand la cause est active et subite, comme celle que peut déterminer une opération financière manquée, une banqueroute, la perte d'une place ; c'est alors par une attaque d'apoplexie, une inflammation du cerveau ou des autres organes qu'ils sont frappés. Si, au contraire, cette cause est continue comme des préoccupations habituelles, des inquiétudes, des sentiments de haine et de jalousie, le sommeil est troublé, les digestions se font mal ; alors le cœur, les organes digestifs, les reins ou d'autres organes deviennent malades et la vie se traîne pénible et s'abrége. Combien de victimes succombent à ces causes morales! Tous ces malades ont recours à la médecine, et elle est impuissante, si elle ne peut détruire le principe d'où dérive le mal.

2

Comme conséquences sociales, il résulte de cet ensemble d'ambitions exagérées, déçues, des jalousies, des haines, des troubles dans les affaires publiques et privées, enfin, des scandales et des ruines.

Reste enfin une dernière classe, celle dont les membres peuvent vivre dans cette indépendance que donne la richesse. Sont-ils oisifs, ils ne rendent d'autres services à la société que de consommer ce que les autres produisent; leur fortune n'a d'autre emploi que de satisfaire leurs besoins personnels, leurs goûts, leurs fantaisies. Sont-ils raisonnables, mesurent-ils leurs dépenses à leurs ressources, leur vie est calme; ils sont peu utiles, soit, mais ils ne sont pas nuisibles. Un certain nombre de ceux qui sont placés dans ces conditions avantageuses de fortune ne peuvent pas rester inactifs : comme notre organisation est nécessairement agissante, il faut forcément faire quelque chose : un aliment est nécessaire à cette activité; lorsque cet aliment n'est pas un travail utile pour soi et pour la société, il sera fourni par les inspirations sensuelles, par les écarts d'une imagination déréglée. L'homme conduit par de semblables mobiles se livre à tous les excès, à tous les désordres; c'est cette partie du corps social, en évidence par la place qu'elle occupe dans le monde, qui fournit tous ces exemples de scandales, de misères morales dont s'affligent les amis de l'humanité; ici encore les maladies viennent joindre leur triste cortége à ce tableau, car il semble qu'elles frappent comme une punition celui qui s'éloigne des principes de la morale. Le dicton populaire : *On est toujours puni par où l'on a*

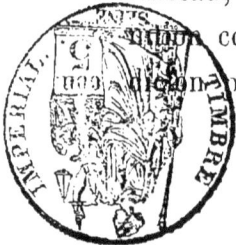

péché, peut trouver ici son application : c'est encore le système nerveux qui est exalté, surexcité; de là toutes ces maladies nerveuses si nombreuses et si variées qui, lorsqu'elles frappent les centres nerveux, donnent lieu à la démence et aux convulsions. Arrivées à ce degré de gravité, ces maladies sont appréciées par tout le monde; mais combien d'hommes qui vivent au milieu du monde et s'y font remarquer par des actions bizarres, coupables même, quoique tolérées par l'opinion publique, pourraient être considérés comme des malades! C'est cette partie de la société que M. Jules Lecomte a si bien peinte dans l'article que j'ai cité, qui a pour titre : *Choléra des idées*.

Ces privilégiés de la fortune, qui en font un emploi si funeste pour eux, arrivent rarement à un âge avancé; ils succombent prématurément, soit par un épuisement général, soit par l'altération de l'un des organes de la vie, de celui qui a été le plus attaqué, le cerveau, l'estomac ou le cœur. Ceux qui résistent traînent une vie douloureuse et pénible, ils vont chercher la santé sous d'autres climats ou à certaines eaux; mais s'ils ne laissent pas en partant leurs passions et leur vie mal réglée, ils conservent leurs maladies et succombent; c'est l'histoire et la fin déplorable d'un assez grand nombre de ces oisifs, dont la richesse est un objet d'envie pour la foule. Si l'on peut les blâmer, il faut aussi les plaindre comme victimes d'une mauvaise éducation ou de mauvais exemples.

Quand le médecin est appelé chez ces malheureux dont le corps est ruiné par tous les désordres, il rencontre alors les maladies si nombreuses qui sont dues au mauvais emploi qui a été fait de ce corps, lequel se brise comme une machine mal menée. Ce corps nous a été donné pour durer un certain nombre d'années; si nous exigeons de lui un service excessif et contre nature, nous le détruisons prématurément.

Dans ces conditions, l'intervention du médecin n'est efficace que si, après avoir guéri le corps, il a assez d'autorité pour faire accepter au malade des conseils pouvant prévenir le retour du mal; il réussit donc quand la raison n'est pas entièrement étouffée par les passions et qu'elle peut encore être éclairée sur son véritable intérêt. Plus souvent, hélas! ne voyons-nous pas marcher de front la désorganisation morale et la désorganisation physique, et ces malheureux succomber au milieu de leurs désordres! Les plus à plaindre sont ceux qui, ayant le sentiment de leur destruction prochaine, sachant qu'ils ont été leurs propres bourreaux, ont des regrets sans repentir.

L'influence que l'exemple de ces hommes exerce sur la morale publique est d'autant plus grande qu'ils sont en évidence : c'est à elle qu'on peut attribuer une grande partie des maux qui affligent la société.

Rendons justice à notre époque : les hommes favorisés de la fortune ne sont qu'exceptionnellement des oisifs; le plus grand nombre travaille, produit et s'occupe de sciences, d'arts, d'industrie et d'agriculture; d'autres acceptent des fonctions administratives, ou embrassent la carrière militaire; certains se vouent à l'une de nos œuvres nombreuses de bienfaisance et y consacrent leur temps et leur bien; c'est dans cette dernière catégorie que se rencontrent les hommes honorables qui sont les véritables soutiens de la morale du pays. S'il arrive que des hommes placés par leur naissance et leur fortune dans les hautes régions de la société descendent par leur mauvaise conduite jusqu'au dernier degré de l'échelle sociale, remarquons que souvent aussi l'intelligence et la moralité font arriver à l'indépendance que donne la richesse. Cette classe d'élite peut être considérée comme supérieure aux autres, puisqu'elle est constituée par les supériorités intellectuelles et morales; et comme ils consacrent à la prospérité du pays les loisirs qu'ils ont acquis par leur travail, ils rendent de véritables services et font œuvre de bons citoyens.

J'ai essayé d'esquisser la part de chacune des classes de la société dans les causes des nombreuses maladies du corps social; ce tableau peut être complété par tout le monde. Il n'est peut-être personne qui ne contribue à ces maladies; souvent même le mal que nous faisons aux autres involontairement vient en augmenter le nombre; nous souffrons tous plus ou moins des procédés des personnes avec lesquelles nous vivons; il y a mille manières d'être blessé, soit dans ses intérêts, soit dans ses affections, dans son ambition, ou dans son amour-propre; nous sommes accessibles par tant de points, qu'il nous est impossible de ne pas être atteints; il n'y a de différence que dans l'intensité de la blessure, et elle est plutôt en rapport avec la sensibilité qu'avec la force ou la nature de la cause.

Puisque la souffrance morale est une conséquence iné-

vitable de notre organisation sociale, et nous pourrions
ajouter puisqu'elle est dans les vues de la Providence, vou-
loir y soustraire complétement l'humanité serait une chi-
mère.

Est-ce à dire qu'il faille se contenter de gémir d'un
mal moral, parce qu'il est incurable? Non, après en
avoir étudié les causes, il faut chercher les moyens de
les atténuer.

VI

Sans doute les passions individuelles sont l'état normal
de l'homme et leur choc incessant peut causer des agitations qui, en se développant, en se généralisant, provoquent, dans certaines circonstances, des séditions, des
troubles publics, des révolutions ; l'histoire est remplie de ces exemples; mais, quand ces passions humaines
sont réglées, bien dirigées, il en résulte pour la société une activité qui lui permet de grandes entreprises;
le bien-être de chacun augmente. Si, au contraire, elles
ne sont que surexcitées, et si elles n'ont pas le frein qui
seul peut les régler, la moralité, alors elles conduisent
à ces entreprises hasardeuses qui compromettent les intérêts privés et la fortune publique. La richesse de quelques-uns augmente et la moralité baisse, et comme les
intérêts matériels sont plus généralement satisfaits dans

la classe riche, là les crimes contre les propriétés diminuent, mais en même temps ceux qui ont un caractère d'immoralité augmentent, tels que les attentats à la pudeur, les viols et les infanticides.

Le bien-être d'une société dont la richesse ne provient que du développement des facultés humaines portées vers les intérêts matériels, ne peut être durable, si en même temps les facultés morales se détériorent. L'histoire confirme ces observations. Qui a déterminé la chute de l'empire romain, longtemps le maître de la terre par sa puissante organisation militaire et administrative, si ce n'est la démoralisation qui a valu le nom de décadence à la longue période où elle a régné? Citons encore ce qui se passe de notre temps. A quoi attribuer l'affaiblissement, la ruine prochaine peut-être de la Turquie, la dislocation de la Chine et du Japon, si ce n'est à la même cause? Ces malheureuses contrées ne peuvent être relevées que par le christianisme, qui seul enseigne une morale conservatrice. Le commerce et l'industrie peuvent même être nuisibles, quand la morale fait défaut; témoin le développement du paupérisme en Angleterre, où cette plaie marche de front avec l'accroissement de l'industrie et du commerce. Ne voyons-nous pas aussi qu'en France, la misère apparaît et augmente, quand l'ouvrage manque dans l'une des branches de l'industrie; et cela parce que l'épargne n'est pas pratiquée par ces hommes qui cependant gagnent plus d'argent qu'autrefois?

Pour expliquer la chute des empires ou leur décadence, on dit que la civilisation s'est retirée, de même que l'on attribue la prospérité des nations à leur civilisation.

Ce mot *civilisation* n'a pas la même signification pour tous ceux qui l'emploient : pour les uns, il exprime le développement du commerce et de l'industrie ; pour d'autres, il indique une supériorité dans les sciences, la littérature et les beaux-arts. Les pays qui se distinguent par l'une ou l'autre de ces supériorités se croient à la tête de la civilisation. Pour moi, cette expression a une acception plus large et plus étendue ; elle comprend le développement de toutes les facultés humaines. Je place en première ligne les facultés morales. Pour moi, le peuple le plus civilisé sera celui chez lequel la moyenne des facultés morales sera la plus élevée. Là, il y aura moins de crimes, moins de pauvres, moins de malades ; cette société moralisée sera productive en raison de l'étendue des facultés intellectuelles qui, portant leur activité sur les lettres, les sciences, les arts, l'industrie et l'agriculture, contribuent à donner satisfaction à nos besoins spirituels et corporels. Ainsi la civilisation peut être considérée comme un arbre dont la littérature, les sciences, les arts, l'agriculture et l'industrie seraient les branches, la morale le tronc, et la religion les racines ; tout se tient, tout s'enchaîne : si la racine sèche, l'arbre meurt.

L'état maladif du corps social ne peut être contesté ; c'est un fait dont tout le monde est témoin ; si les causes peuvent en être appréciées de diverses manières, selon la disposition d'esprit de l'observateur et le milieu dans lequel il est placé, du moins sont-elles généralement reconnues. Il n'en est plus de même quand il s'agit de s'entendre sur les moyens curatifs. On accuse les médecins d'être souvent en désaccord pour le traitement des maladies. Nous pourrions dire avec plus de raison que les législateurs, les politiques, les économistes, etc., en sont encore à trouver les moyens, je ne dirai pas de guérir les maladies du corps social, mais de les soulager. Ce corps souffre toujours, il a trop souvent de ces convulsions que l'on appelle révolutions. Puisque ce grand problème humanitaire n'a pas encore été résolu, il est permis à chacun de dire ce qu'il croit utile sur ce sujet.

En général, les gouvernements sont regardés comme responsables de tous les maux de la société. Disons d'abord quel est ou quel doit être leur rôle, en quoi ils peuvent contribuer au bien-être public. Tous les hommes qui composent une nation ont des dispositions, des caractères, des besoins si variés, si opposés même, que pour qu'ils vivent en harmonie, une direction leur est nécessaire; c'est ordinairement la partie intelligente et la plus active qui gouverne; dans cette réunion d'individualités si diverses moralement et intellectuellement, il s'en trouve une partie inférieure par la force, une autre par l'intelligence : l'égalité ne peut pas exister sous ce double rapport. Le fait est incontestable, quoi qu'en puissent dire certains réformateurs modernes, fanatiques du progrès, mais paralysés dans leurs inspirations généreuses, parce que leurs principes ne sont pas conformes à la nature humaine.

Puisqu'il y a dans toute nation une partie incapable,

mais ambitieuse et turbulente, et cela par suite d'une
mauvaise direction donnée à nos facultés, une autorité
supérieure est indispensable pour maintenir l'ordre et
gouverner ; et comme les moyens de répression nécessaires sont toujours impatiemment supportés, il en résulte
une lutte entre ces deux volontés : la force qui contient
et celle qui veut troubler l'ordre public. Quand la première succombe, soit par faiblesse, soit par les fautes
qu'elles a commises, une révolution en est la conséquence ; c'est encore là une maladie du corps social, maladie toujours suivie d'une longue et pénible convalescence ;
au milieu de certaines régions éloignées de nous, dans
l'Amérique du Sud, par exemple, cette maladie semble
endémique, elle est du moins très-fréquente. Ailleurs elle
revient à des époques presque régulières : il semblerait
que là elle est épidémique; mais partout elle est de nature
contagieuse, partout elle montre une grande tendance à
s'étendre. En effet, quand un pays est atteint de révolutions, le contre-coup se fait sentir chez les autres
peuples. Cette maladie sociale a toujours régné dans le
monde; l'intérêt principal de l'histoire est de nous la
faire connaître, de nous en dire les causes, les effets, et de
nous apprendre, s'il est possible, les remèdes à employer
pour la guérir.

Comme les maladies du corps humain, les maladies du
corps social ont différents degrés de gravité : les unes
consistent en de simples séditions facilement réprimées;
d'autres déterminent un changement complet et radical
dans les institutions ; ce sont là les véritables révolutions.

En démoralisant l'esprit national, ces crises favorisent les invasions étrangères qui, lorsqu'elles triomphent, déterminent la mort des nations ; la terre est couverte de ruines témoins de cette vérité. Ces bouillonnements, ces agitations qui tourmentent le corps social sont indépendants de son organisation politique, ils ont existé sous toutes les formes de gouvernement ; c'est donc une illusion de croire que telle forme de gouvernement est plus propre que telle autre à les causer ; ce mal se rattache à l'humanité, il ne peut être déraciné, parce que l'humanité ne peut pas changer de nature ; il ne peut être qu'adouci, rendu par de bonnes institutions supportable ou plus rare.

Ce sujet a été l'objet de l'étude des hommes les plus distingués de tous les temps ; il est inépuisable, on doit s'en occuper toujours, car chaque phase sociale présente des caractères, j'allais dire des symptômes différents. On sait que la constitution de l'homme se modifie à plusieurs époques de son existence ; il en est de même de la vie des peuples ; leurs besoins ne sont pas les mêmes à toutes les époques de leur développement : pour qu'ils se conservent en bonne santé, il faut qu'il y ait harmonie entre leur organisation politique et sociale et leurs besoins ; donner des institutions trop largement libérales à une nation dont la grande majorité encore ignorante ne connaît pas ses devoirs, serait un contre-sens égal à celui d'imposer un gouvernement tyrannique à un peuple arrivé à une bonne et véritable civilisation. Pour l'une, un gouvernement paternel et fort maintiendra l'ordre et favorisera son développement ; pour l'autre, le pouvoir devra faire appel à toute la partie éclairée de la nation, afin que par sa participation aux affaires du pays elle concoure aux améliorations d'une manière progressive et profitable à tous. Beaucoup de révolutions n'ont eu d'autres causes que ce défaut d'harmonie entre les institutions et l'état du corps social, soit que le gouvernement ne fût pas assez libéral, soit qu'il le fût plus que ne le comportait l'état du pays ; sous ce rapport l'absolu n'est pas praticable, puisqu'il s'applique à l'humanité, si essentiellement mobile et si progressive quand elle est bien dirigée. Cette erreur a été commise par tous les auteurs de constitutions; ils croyaient qu'elles dureraient éternellement, et les plus anciennes que nous connaissions n'ont résisté qu'à la condition de modifications faites en temps opportun. De là, la nécessité d'établir des lois en rapport avec les besoins réels du peuple auquel elles sont destinées.

La grande tâche de ceux qui ont la haute et difficile mission de nous gouverner ne consiste pas seulement à maintenir l'ordre par des moyens de répression : c'est, il vrai, de la politique conservatrice; mais cette politique stationnaire et résistante mécontente les hommes qui voudraient que le pays ne s'arrêtât pas dans le progrès ; ne pas marcher en politique est donc un danger. Faut-il donc accorder tout ce que demandent les fanatiques du progrès politique et social? Non, assurément; il en est parmi ces impatients qu'il serait souvent très-dangereux d'écouter; ce qu'il faut, c'est préparer l'émancipation de tous en leur donnant en même temps non-seulement l'instruction, mais une éducation morale; c'est le seul moyen de faire des progrès réels; c'est ainsi que l'on peut obtenir une paix publique durable, parce qu'elle sera basée sur la moralité d'une population intelligente et honnête et par suite facile à gouverner.

VII

Après avoir, ce me semble, démontré que tous les maux qui affligent l'humanité n'ont d'autres sources que les passions désordonnées, mal réglées et qui sont toutes des infractions aux principes de la saine morale, il ne me reste plus qu'à dire quels doivent être ces principes. C'est sur ce point essentiel que les esprits se divisent; il semblerait que chacun se conduisant par des principes de morale qui lui sont propres, et ayant la conscience de ses actes, se croit toujours libre de suivre aveuglément l'impulsion de ses désirs, sans s'inquiéter s'il nuit aux autres. La liberté ne peut pas être accordée sous ce rapport à tous les membres de la société; il faut qu'une puissance autorisée vienne imposer des règles, sans cela toute société serait impossible.

Les lois qui régissent les nations civilisées ont pour but de protéger les citoyens contre ceux qui voudraient leur nuire. Ces lois protectrices de la société sont l'œuvre des législateurs; elles peuvent être suffisantes pour maintenir l'ordre au moins à la surface; mais comme elles n'agis-

sent que par des moyens de répression, elles ne moralisent
pas ; la moralisation ne peut être obtenue que par des institutions spéciales, par l'organisation d'une éducation
morale ; car le cœur se forme et se développe par l'éducation comme l'intelligence par l'instruction.

Ce point admis, il reste à s'entendre sur les bases de
l'éducation ; sur ce point si essentiel les opinions diffèrent
encore : les rationalistes qui croient connaître la nature
de l'homme, ses besoins, ses devoirs, ses droits, ont tracé
un code de morale qui devait s'appliquer à tous les
temps et à tous les lieux ; chaque époque, chaque pays
produit de ces législateurs de l'humanité ; aussi les systèmes de philosophie morale qui ont cette origine sont
nombreux, et ils sont nécessairement différents et opposés
sur des points essentiels. L'histoire nous apprend quelle a
été l'influence de ces systèmes philosophiques sur la société
et aussi leur durée. Ils se succèdent avec une rapidité égale
à la mobilité de l'esprit humain, et d'ailleurs quelle peut
être leur autorité? De quel droit un homme si intelligent
qu'il soit, peut-il imposer des principes de morale? Je puis
contester ce principe; dès lors je ne suis pas obligé de
m'y soumettre comme je suis tenu d'obéir aux lois qui
régissent le pays; il n'y a pas obligation légale, il n'y a
qu'obligation morale : si la première est forcée, celle-ci
est libre, volontaire, facultative; on peut ne pas s'y soumettre. L'autorité qui doit rendre la morale obligatoire
ne pouvait donc pas avoir une origine humaine ; elle
nous était indispensable cependant; c'est pourquoi elle
nous a été donnée par celui qui seul connaissait notre na-

ture, notre faiblesse et nos besoins ; elle nous a été donnée
par notre Créateur, qui l'a d'abord gravée dans le cœur
du premier homme dès le commencement du monde ;
puis confirmée en la révélant au peuple d'Israël par Moïse,
par les prophètes, et enfin par son divin Fils. C'est de
cette source de morale que découlent les seuls principes
applicables à tous les lieux et à tous les temps, les seuls
qui, mis en pratique, peuvent maintenir la tranquillité et
la paix du corps social.

Il s'ensuit que la religion est la racine de la morale ;
toute morale qui n'a pas cette base est nécessairement
incomplète et peut être mauvaise, elle peut être discutée
et n'être pas la même dans tous les temps et dans tous les
lieux.

Ces principes moraux sont tellement importants, tellement indispensables pour le bien-être de la société et de
chacun de ses membres, que Dieu, non-seulement nous a
indiqué clairement nos devoirs envers lui, envers notre
prochain et envers nous-mêmes, mais qu'il menace de
punir ceux qui les enfreignent, en même temps qu'il pro-
met le pardon à ceux qui reviennent à lui pour se soumettre.

Les fautes contre la société, lesquelles constituent des
crimes punissables par la justice humaine, sont punissables aussi par la justice divine, ainsi que toutes celles qui,
n'étant pas du ressort de la justice des hommes, blessent
les principes de la morale divine.

S'il est incontestable que la religion est la base de la
morale, on comprend que tout ce qui tend à affaiblir la

religion doit atténuer la morale. Cherchons donc les
motifs qui portent à détruire le sentiment religieux.

VIII

Je crois que l'on peut partager en trois classes les
hommes irréligieux : la première comprend ceux qui,
doués d'une haute intelligence, veulent l'appliquer à des
choses qui ne sont pas de son ressort ; la deuxième se
compose de ceux qui par légèreté d'esprit sont portés à
repousser ce qui pourrait contrarier leurs passions ; c'est
parmi ces hommes que l'on trouve des préventions contre
la religion, ils la combattent parce qu'elle les gêne ; et
dans la troisième classe se trouvent ceux qui ne croient
pas parce qu'ils n'ont rien appris.

Ces trois classes réunies composent à différents degrés
la grande majorité de la société, et c'est parce qu'il en est
ainsi que la morale, cette dépendance de la religion, paraît
rétrograder.

L'intelligence, cette haute faculté à laquelle nous devons notre supériorité sur tous les êtres de la création, a
été inégalement répartie chez les hommes ; certains, regardés comme privilégiés, ont des aptitudes plus étendues
qui sont appliquées aux sciences, aux arts ou à la direction de la société : toutes ces formes si multiples de
nos facultés intellectuelles ont leur emploi : leur domaine

est vaste comme le monde ; la matière sur laquelle
s'exercent les facultés de l'intelligence humaine est inépuisable et sans limites.

L'humanité sous ce rapport est donc sans cesse progressive ; chaque siècle ajoute aux connaissances acquises par
les siècles précédents ; l'imagination la plus active ne peut
supputer ce qu'il reste à découvrir à nos neveux dans cette
voie. Mais cette intelligence, si puissante, devient faillible
dès qu'elle est orgueilleuse et qu'elle veut s'appliquer à des
sujets qui ne sont pas de son domaine, alors elle doit
errer : c'est ainsi que, réduite à ses forces, repoussant la
lumière, que la foi seule peut donner, elle peut être conduite
jusqu'à l'athéisme. Cependant la plupart des rationalistes
admettent qu'il existe un Créateur, car la raison se refuse
à comprendre qu'un atome et à plus forte raison le monde,
puisse exister sans avoir été créé ; ce qu'ils refusent de
croire, c'est que Dieu, connaissant la mesure de l'intelligence qu'il nous a donnée, sachant qu'elle est insuffisante
pour nous apprendre à nous conduire, s'est révélé à nous
et nous a fait connaître nos devoirs par la parole de ses
prophètes et par celle du Messie. Ce fait toutefois n'est contesté que par les intelligences qui ne veulent admettre
comme réel et positif que ce qui est accessible par les sens
externes. Agir ainsi, c'est repousser les lumières que nous
pouvons trouver en nous pour éclairer cette question, et
c'est surtout résister aux inspirations du cœur, et par suite
à celles de la foi, car le cœur a besoin de se reposer dans les
idées religieuses dont la foi est la base. Telle est la cause de
tant de fausses théories enfantées par des intelligences éle-

vées. S'il n'est pas donné à toutes les intelligences d'être impressionnées directement par le sentiment religieux, une autre faculté en est chargée, c'est celle que l'on désigne en métaphysique sous le nom de sens moral, ce sens interne qui, lui, n'est pas impressionné par la matière. Le sens intellectuel apprécie les propriétés physiques de tout ce qui nous entoure, et le sens moral saisit les propriétés spirituelles et morales qui donnent la connaissance du beau et du laid, du bien et du mal.

Par cette faculté de notre âme nous sommes accessibles à la foi, quand elle n'est pas troublée ou ignorante. C'est par le sens moral que l'on perçoit tout ce qui porte aux bonnes actions et aux bonnes œuvres ; c'est par lui que l'on est bon, comme c'est par l'intelligence que l'on est savant ; c'est la source d'où découlent les qualités affectueuses, c'est le lien des familles et des sociétés ; mais mal dirigé, il se pervertit et devient le principe de toutes les mauvaises passions.

IX

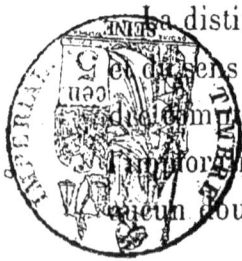

La distinction entre les attributions du sens intellectuel et du sens moral me paraît si importante pour nous rendre compte des causes de l'irréligion, suite inévitable de l'immoralité, que je me crois obligé d'essayer de ne laisser aucun doute sur ce point.

On donne le nom de sciences positives à toutes celles qui s'appliquent à l'étude des propriétés matérielles des corps ; ces sciences sont du domaine de l'intelligence ; quand celle-ci s'exerce sur des sujets qui n'ont que des propriétés physiques, elle est toute-puissante; mais lorsqu'elle veut s'appliquer à l'homme, qui réunit un principe spirituel à la matière, alors, ne pouvant comprendre que ce qui est matériel, c'est-à-dire appréciable par les sens externes, cette intelligence peut être conduite à nier l'existence de notre âme, à imaginer des théories pour expliquer le mécanisme du corps humain, sans le secours de ce moteur spirituel ; de là ces mille et une erreurs qui, se détruisant mutuellement et se remplaçant chaque jour par de nouvelles erreurs, ne contribuent que trop à fausser l'esprit d'un grand nombre d'hommes.

La distinction entre les facultés intellectuelles et les facultés morales est établie par les sciences qui sont particulièrement le domaine de chacune d'elles. On a créé une académie des sciences physiques, chimiques et mathématiques, et une académie des sciences morales et politiques. La première a dans ses attributions tout ce qui ressort de l'application de l'intelligence aux propriétés matérielles des corps ; la seconde a dans les siennes la partie morale du corps social ; l'objet de ses études est principalement du ressort du sens moral. C'est lui qui est impressionné par les manifestations morales que présentent les sujets, objets de ses observations. Appliqué sur ces sujets moraux perçus par le sens interne, le sens intellectuel peut tirer des conséquences, poser des principes utiles pour amé-

liorer la société; mais pour cela il faut que le sens intellectuel, si facilement dominateur, n'étouffe pas les inspirations légitimes du sens moral; il faut qu'il s'en inspire.

Un caractère qui distingue essentiellement les sciences
ressortissant uniquement à l'intelligence de celles qui
sont inspirées par le sens moral, c'est que, s'appliquant
exclusivement à la matière, elles sont sans limites et inces-
samment progressives; une découverte conduit à une autre,
une erreur dans l'étude est facilement rectifiée. L'esprit
humain peut sans cesse s'exercer sur ce sujet, qui est pour
lui un aliment inépuisable. Ces sciences sont dites positives, et cependant elles se modifient sans cesse en se per-
fectionnant; leurs bases elles-mêmes changent, chaque
génération ou chaque siècle en trouve de nouvelles que,
dans son orgueil, l'esprit humain croit devoir être éter-
nelles, et qui seront sans doute remplacées par d'autres,
quand, éclairés par nos travaux, nos neveux auront pu pénétrer plus avant dans les mystères du monde matériel. Le
savant Arago a dit : « Il n'y a guère de vérités scienti-
fiques qui restent vraies plus d'un siècle, et encore ce sont
les plus vraies. » Il n'y a de positif, d'immuable, sachons-
le bien, que ce qui nous a été enseigné par la révélation.
Aussi pour tout ce qui est spirituel et du ressort de la morale, nous devons nous borner à comprendre et à croire.
Si nous voulons faire des découvertes dans cette voie, entraînés par notre imagination, nous tomberons dans un
abîme d'erreurs : donc, pour ce qui est des sciences morales proprement dites, et de celles qui, comme la littéra-

ture et les beaux-arts, dépendent d'elles par la pensée, si ce n'est par l'exécution, elles ne sont pas sans cesse progressives, parce qu'elles s'exercent sur des choses immuables et spirituelles, qui ne peuvent changer de nature. Ce qui est bien et beau aujourd'hui ne peut pas être laid plus tard; nous pouvons l'apprécier de manières diverses, mais nous ne pouvons pas agir sur lui comme sur la matière ; d'ailleurs, comme les phénomènes du ressort de ce sens sont mystérieux, c'est en vain que nous voudrions les scruter, nous les reconnaissons par leurs manifestations, nous ne savons de leur nature que ce que notre Créateur a bien voulu nous révéler. C'est parce qu'il en est ainsi que tout ce qui a rapport à la morale et à la religion est, je le répète, immuable; et que l'intelligence doit s'y soumettre et l'accepter; elle peut d'ailleurs être satisfaite, puisque la raison comprend ce qui lui est imposé par la foi.

On pourrait dire que rien de ce qui émane de ce sens n'est progressif, même les œuvres matérielles qu'il inspire, car l'antiquité a produit en littérature et dans les beaux-arts des chefs-d'œuvre qui sont pour nous des modèles ; ces œuvres sont le reflet de la civilisation et de la moralisation des peuples au moment où ils les ont produites. C'est la glorification du grand, du beau, de ce que l'amour de la patrie a inspiré de sublime.

Il était réservé à la civilisation chrétienne de produire des œuvres qui portassent à l'adoration de Dieu, à l'amour du prochain et aux sentiments moraux les plus purs. Sous ce rapport, nous ne pouvons pas faire mieux que nos

pères. Ce sujet pourra toujours être traité, mais il ne
pourrait l'être autrement; des découvertes ne peuvent
être faites dans le champ de la morale et dans tout ce qui
en dépend ; depuis dix-neuf cents ans il faut suivre le
sillon qui nous a été tracé. Les principes de morale sont
immuables ; qu'ils puissent être mieux appliqués, soit,
mais ils ne peuvent être ni modifiés ni changés; toutes
les fois que l'on s'en écarte, on s'égare : tous les maux ont
cette origine. Si le développement des sciences et de l'industrie est le signe de l'intelligence d'une époque, s'il en
indique la richesse en donnant la mesure de sa civilisation
matérielle, l'esprit qui inspire la littérature et les beaux-
arts imprime à ses productions un caractère qui détermine
le degré de civilisation morale. Sans doute, il y a nécessité
de favoriser les sciences et l'industrie dans leurs progrès,
mais il n'est pas moins indispensable de donner une bonne
direction au sens moral pour que tout ce qui émane de lui
soit pur, soit sain et élève l'âme; en même temps, en effet,
que les productions de la littérature et des beaux-arts re-
flètent l'état moral de la société, il faut reconnaître aussi
qu'elles agissent puissamment sur son ensemble ; l'intervention de l'autorité doit donc être active pour tout ce
qui constitue les sciences morales, et particulièrement
pour ce qui concerne l'instruction publique, source la plus
large d'où découlent les principes de morale qui peuvent
arriver à tous; par suite, le ministère de l'instruction publique ne devrait pas être séparé du ministère des cultes,
la religion étant la base de la morale.

X

En rendant responsable en grande partie de la maladie du corps social, l'intelligence mal dirigée, mal employée, je ne fais que constater un fait reconnu, dont nous subissons l'influence, dont tout le monde parle, dont beaucoup gémissent. Il ne faut pas se lasser de le redire : c'est un mauvais esprit qui inspire tous ces ouvrages sous forme d'écrits, de peintures, de sculptures qui sans cesse calomnient et tournent en dérision les choses sacrées et la morale. Tous les personnages mis en scène dans ces œuvres représentent chacun un des vices de la société; de leurs luttes résultent des tableaux qui peuvent intéresser et amuser, mais qui faussent l'esprit et gâtent le cœur; cette nourriture est un poison; les victimes en sont nombreuses. Du reste, il est douloureux de le reconnaître, ce qui nous est représenté dans ces ouvrages est la reproduction de ce qui se passe dans notre monde; n'assistons-nous pas tous au grand spectacle qui nous est donné par le choc des passions? Arrivées à un certain degré de développement, ne constituent-elles pas des vices, n'amènent-elles pas des crimes? C'est là l'origine de tous les malheurs privés et publics; ces actions coupables, au lieu de trouver des peintres et trop souvent des panégyristes, devraient n'avoir que des réprobateurs et rester surtout couvertes d'un voile épais; c'est à stigmatiser ces vices que doivent se consacrer les écrivains moralistes et religieux ; malheureusement ils ne sont pas plus écoutés qu'un médecin conseillant un régime qui contrarie le goût du malade. D'ailleurs la vertu dont le parfum est si doux pour ceux qui en jouissent, est fade et insupportable pour les hommes livrés aux jouissances sensuelles ; ils ne savent pas, ces pauvres insensés, que les jouissances réelles, les seules qui n'usent pas, les seules qui entretiennent la santé du corps au lieu de la détruire, sont les jouissances permises par la saine morale.

Ces malheureux esclaves de leurs passions regardent en pitié ceux qui peuvent dominer ces mêmes passions, et ils disent d'eux qu'ils ne savent pas profiter de la vie : comme ils se trompent !... S'ils pouvaient pénétrer dans la conscience de l'homme de bien, ils verraient que la jouissance qui provient de la paix de l'âme est autant supérieure aux jouissances sensuelles, que notre nature spirituelle est supérieure à notre corps.

Nous venons d'indiquer une source d'immoralité moins dangereuse peut-être en raison de ceux qui y puisent directement des doctrines empoisonnées, que funeste par le nombre de ceux qui sont entraînés à la suite des premiers.

Les hommes de science jouissent chacun dans leur sphère d'une considération légitime ; ceux qui se sont distingués ne l'ont due qu'à une intelligence cultivée par le travail ; cette auréole de supériorité qui les entoure dispose la foule, en contact avec eux, à les prendre pour modèles en toutes choses. Si d'ailleurs, comme il arrive généralement, ces savants, bien qu'incrédules, ont une

conduite morale pour le monde, il en découle cette conséquence pour les esprits légers que la religion est au
moins inutile; c'est ainsi que rayonnent dans la société
les pernicieuses doctrines de certains savants; c'est encore là une cause puissante de démoralisation, principalement parmi la jeunesse dont ces hommes sont les maîtres.

Quand on est en rapport avec toutes les classes de la
société et qu'on l'étudie sérieusement, on reconnaît que
les motifs qui éloignent la foule de la religion sont : des
préventions se transmettant de génération en génération
et qui acquièrent ainsi une notoriété acceptée facilement
par les indifférents et avec empressement par ceux que la
religion gêne; elles sont nombreuses, ces préventions,
je ne parlerai que de celles qui me sont bien connues et
qui me paraissent les principales.

A une époque qui remonte aux premiers temps de l'organisation de notre société, l'instruction était peu répandue,
les membres du clergé étaient les principaux dépositaires
des connaissances humaines; c'est par eux particulièrement que les sciences parvenaient à tous, c'est par eux
que l'instruction était propagée.

Éducateurs de la société, ils avaient l'autorité que
donnent la religion et la puissance intellectuelle; cette
haute position sociale, légitime quand elle était honora-
blement employée, a quelquefois attiré dans les rangs du
clergé des hommes ambitieux : ceux qui n'avaient que ce
mobile ont abusé de leur influence; l'histoire nous apprend, en effet, qu'à différentes époques, des hommes
politiques ou cupides se sont servis de la religion pour

satisfaire leurs intérêts personnels et quelquefois leurs vengeances.

Ces faits, consignés dans l'histoire, ont été encore commentés et aggravés souvent, pour combattre la religion. Ses ennemis puisent sans cesse à cette source en y ajoutant toutes les calomnies que leur génie malveillant peut inventer.

Publiés et réimprimés sous toutes les formes, ces faits parviennent directement, ou par tradition, aux diverses générations, et ils sont acceptés ainsi que toutes les préventions contre le clergé : car à notre époque il se rencontre encore des hommes assez arriérés, assez ignorants de l'esprit public, si toutefois ils sont de bonne foi, pour redouter l'envahissement de l'esprit religieux : préventions complétement ridicules, mais qui portent une atteinte profonde aux croyances religieuses parmi les masses non éclairées.

Les ministres de la religion catholique, et spécialement ceux de notre pays, se distinguent autant par leur haute moralité que par leur instruction; ils ne cessent de donner de nombreuses marques de dévouement pour la sainte mission qu'ils ont de nous enseigner et de secourir les pauvres, les malades et les affligés. Le caractère sacré dont ils sont revêtus ne les préserve pas toujours des faiblesses propres à l'espèce humaine. Comme d'autres hommes ils peuvent avoir des bizarreries de caractère, commettre des fautes. Toutes ces choses sont des prétextes pour la calomnie; leur position dans un certain monde est pénible et difficile, on les frappe afin que le coup porte sur la religion. S'il arrive qu'un de ses ministres manque à ses devoirs et qu'il faille, c'est un malheur sans doute, mais les exemples en sont rares; que prouvent-ils, ces tristes exemples? La faiblesse de notre nature. Hélas, ce devrait être un avertissement pour tous, puisque le mal peut atteindre même celui qui doit être cuirassé.

Quoi qu'il en soit, ces chutes causent un grave préjudice à la religion. On répète partout que les fautes sont personnelles, qu'un fils n'est pas responsable des fautes de ses parents; eh bien, la religion, elle, on veut la rendre responsable des actes coupables qu'a pu commettre un de ses ministres devenu indigne d'elle : cette accusation est injuste et déraisonnable, mais elle est acceptée avec empressement par les ignorants et les malveillants, heureux d'avoir un prétexte pour secouer un joug qui leur pèse. Intéressés à ne pas laisser s'établir des principes moraux en opposition avec les leurs, les ennemis de la religion exploitent la crédulité des masses; quand les faits leur manquent, ils en inventent pour alimenter leur arsenal. Certains organes de la presse périodique s'en emparent et donnent la plus grande publicité à des récits dont ils connaissent souvent la fausseté.

Le mal provenant de cette source est immense; quand on est témoin de tous les moyens employés sans cesse et dans tous les temps pour détruire la religion, on est convaincu qu'il faut qu'elle ait des racines dans le ciel pour avoir résisté à tous ces efforts incessants et énergiques; il n'est pas de puissance humaine qui eût pu soutenir de telles attaques, ces puissances tombent et se succèdent ; c'est l'histoire du monde, mais la religion seule résiste.

S'il en était besoin, ce fait seul démontrerait qu'immortelle dans sa source et dans sa nature, elle verra finir le monde. Elle pourrait dire à ses ennemis : « A quoi « bon lutter contre ce qui n'est pas mortel ? le coup que « vous dirigez contre votre adversaire retombe sur vous, « et si vous êtes blessé, c'est cette religion, que vous avez « attaquée, qui seule peut vous guérir. »

XI

Ne pouvant énumérer ici tout ce qui, en frappant la religion d'un coup dont souffre la morale, altère l'organisation du corps social, je vais signaler un argument à l'usage des non-croyants, argument qu'ils adoptent d'autant plus volontiers qu'il flatte leur amour-propre : Si les femmes, disent-ils, sont généralement plus pieuses que les hommes, c'est qu'elles ont l'esprit moins développé ; elles sont plus simples et par suite plus crédules. Cet argument n'est pas juste ; que les femmes soient plus religieuses que les hommes, c'est un fait exact sans doute, mais il ne fait pas honneur à notre prétendue supériorité ; expliquons-le. Les hommes et les femmes ont reçu des facultés en rapport avec la mission qui a été attribuée par la Providence à chaque sexe. L'homme est chef de la fa-

mille, membre actif de la société, chargé de la défendre,
quelquefois de la diriger ; c'est à lui qu'incombe plus particulièrement l'étude des sciences et des arts, la pratique
des industries les plus difficiles et les plus pénibles. Il
avait besoin d'être pourvu d'une force intellectuelle et
corporelle suffisante ; elle lui a été donnée. La femme,
elle, a une destination tout autre et non moins importante : c'est d'être chargée de tout ce qui concerne la vie
intérieure, de nourrir et d'élever les enfants, soins qui
ne sont pas simplement matériels, mais qui exigent autant
de tact que de dévouement pour être bien remplis; ils
sont multiples, très-variés ; ils doivent satisfaire à toutes
les exigences de la vie intime du foyer domestique. Pour
être bien remplie, cette mission exige de celles qui en
sont chargées une sensibilité exquise, un cœur tendre
et affectueux, susceptible d'un grand dévouement qui a de
fréquentes occasions de s'exercer ; ce sentiment émane de
ce sens interne que nous avons désigné sous le nom de
sens moral. Quand ce sens est dirigé par une haute intelligence et éclairé par le sentiment religieux, il produit
des actes qui étonnent par leur grandeur. C'est à ce concours de vertus et de qualités que nous devons toutes ces
institutions chargées d'élever les enfants et de soigner les
malades. Si donc les femmes sont en général inférieures
aux hommes sous le rapport intellectuel et corporel, — je
dis en général, parce qu'il y a de nombreuses exceptions,
— elles ont le sens moral plus développé, et par suite elles
sont plus sensibles et plus impressionnables aux sentiments affectueux.

Les femmes moins préoccupées du besoin de comprendre les mystères de la religion, et faisant en cela preuve de raison, acceptent sans difficulté les principes religieux et pratiquent les vertus qui en découlent.

Ce n'est donc pas parce que les femmes sont faibles d'esprit qu'elles ont une plus grande disposition religieuse, c'est seulement parce qu'elles ont un cœur plus affectueux, et que leur intelligence est moins exposée à s'égarer dans des nuages qui l'obscurcissent; on ajoute aussi que les hommes ont particulièrement de la tendance à devenir religieux en vieillissant: c'est vrai, mais à quoi cela tient-il? C'est que l'expérience les a désabusés, qu'ils ont compris le vide des choses d'ici-bas et que les passions de la jeunesse n'obscurcissent plus l'intelligence; c'est enfin que le vide fait autour d'eux par le temps les porte à se replier sur eux-mêmes et à reconnaître qu'il n'y a que les biens d'outre-terre qui ne peuvent être ravis.

XII

Ajoutons que, parmi les causes qui éloignent de la religion et de la morale, l'ignorance joue un grand rôle; cette ignorance des vérités de la religion se rencontre dans toutes les classes de la société, même chez des savants. Des gens très-instruits sur toutes choses se posent en détracteurs, et, si on discute avec eux, on est tout surpris de voir que des esprits, sérieux d'ailleurs, combattent une doctrine dont ils ignorent les premiers éléments; ils ne connaissent de la religion que ce qu'ils ont lu dans les ouvrages écrits pour la combattre, ils ignorent complétement les réfutations qui ont été faites de ces ouvrages ; ils se posent en juges et la condamnent sans examen suffisant; c'est de l'ignorance, il est vrai, mais aggravée par la légèreté, si ce n'est par la mauvaise foi.

Il est une autre classe ignorante qui se compose de ces esprits légers pour qui la vie présente est tout; n'ayant d'autre souci que de se procurer toutes les jouissances possibles, ils ne se sont jamais occupés de religion. Sans lui être hostiles, ils la respectent comme une institution sociale établie et ils sont indifférents. C'est parmi ces hommes que l'on en voit beaucoup revenir à la vérité après avoir éprouvé des déceptions qui les désillusionnent.

Chez les hommes dont l'intelligence n'a pas été développée par l'instruction, ou dont la vie a été absorbée par des travaux manuels qui ont en quelque sorte anéanti ou amoindri leurs facultés, ceux qui ont reçu une éducation religieuse pendant leur jeunesse peuvent la conserver, ou peuvent y revenir; ce reste de sentiment est bien limité, il est vrai, mais il est suffisant quand il est sincère.

Un grand nombre de ces esprits bornés se laissent influencer par l'exemple du milieu dans lequel ils sont placés, et, ayant perdu le seul frein qui pouvait les retenir, ils se livrent aux désordres les plus dégradants et composent cette masse qui non-seulement n'est ni religieuse ni morale, mais qui est aussi l'ennemie de la société;

c'est elle qui alimente principalement nos hôpitaux et exclusivement nos bagnes et nos prisons; c'est elle qui fournit des agents dociles à nos révolutions, et ces hommes toujours prêts quand il s'agit de détruire, deviennent un obstacle quand on veut rétablir l'ordre.

L'insuffisance des notions religieuses a encore pour résultat de donner à l'esprit une grande insoumission, une ·grande témérité, accompagnées d'orgueil ; on se croit libre de faire ce qui plaît, et on considère comme des esprits faibles ceux qui croient; cette opinion étant accréditée, on tient à honneur de faire partie de la phalange dite intellectuelle et indépendante; si par moments la conscience parle, on l'étouffe par respect humain; on aurait honte de partager les préjugés des simples, on veut être classé parmi les esprits forts, les libres penseurs; on se croit bien supérieur à ceux qui ont des pratiques religieuses; on les plaint, on les raille, et si l'on est forcé de leur accorder quelque intelligence, on va jusqu'à les soupçonner d'hypocrisie ! Il y a donc deux camps dans la société : les croyants et les non-croyants; il est heureusement vrai que le plus grand nombre de ces derniers, au moment de quitter la vie, justement effrayés de l'avenir éternel, du jugement sans appel, reviennent à la religion. Ce retour dans la bonne voie est attribué par les sceptiques à la faiblesse d'un homme usé par l'âge ou la maladie et circonvenu par son entourage.

Pour moi, qui assiste par ma position les malades jusqu'aux derniers moments de la vie, je suis convaincu qu'à ce moment si solennel le sens moral reprend son empire : tous les faux raisonnements s'évanouissent et, en jetant un regard profond sur le passé, on y reconnaît des actions qui effrayent la conscience; alors on a besoin de s'entendre dire que la miséricorde de Dieu est infinie, on a besoin d'être consolé et rassuré, et si l'on a une contrition parfaite, après avoir vécu dans l'erreur, on peut mourir dans la vérité.

La morale chrétienne est si bien appropriée à nos besoins individuels et sociaux, qu'elle est pratiquée sans efforts par les hommes sages, même non religieux, car ce qui est mal moralement au point de vue religieux est généralement regardé comme mal au point de vue humain; ces personnes sont donc amenées à avoir sous beaucoup de rapports une conduite régulière, afin de mériter l'estime publique; et ainsi la société, tout en repoussant la racine de la morale chrétienne, en recueille les fruits. Quoique incomplets moralement, ces hommes inconséquents sont utiles par l'exemple de leurs vertus; ils sont dangereux seulement, quand, par leurs discours et leurs écrits, ils essayent de démontrer qu'ils n'ont pas besoin du frein de la religion pour se bien conduire. Ignorent-ils donc que pour un certain nombre, quand les passions ou l'intérêt sont gênés par un précepte de morale, il est facilement passé outre, surtout, si l'on n'est pas bien convaincu que ce précepte a été imposé par une puissance ayant autorité pour commander et force pour punir, qu'à cette puissance rien n'est caché, qu'elle connaît toutes nos actions et nos plus secrètes pensées? Celui qui n'obéit qu'à la conscience humaine est libre de suivre ses inspirations, il ne s'arrête que par la crainte du blâme public ; il peut ne pas se croire coupable, quoique ses actions soient mauvaises, mais le respect humain est sa loi ; il ne cherche que l'apparence de l'honorabilité, et pour tout ce qu'il croit pouvoir dérober à la connaissance du public, il se regarde comme libre et agit en conséquence.

Je le répète, lorsque ce principe d'honneur n'a que des racines humaines, il est bien fragile ; brisé, il n'y a plus de frein : une vie de désordres peut en être la conséquence.

XIII

Cette esquisse des dangers de l'irréligion au point de vue moral suffit pour que nous soyons autorisé à dire que c'est en luttant contre cette tendance que le corps social peut être amélioré. C'est l'œuvre, je le sais, des ministres de la religion ; malheureusement ils ne sont pas assez écoutés, parce que généralement on ne croit pas que, s'occupant du salut des âmes, le bonheur même sur cette terre soit également intéressé à se conformer à leurs avis.

Il m'a semblé qu'un laïque avait le devoir de traiter cette question sous le point de vue humain et social, puisqu'elle regarde également la sécurité de la société et la santé publique. Comme la maladie du corps social est ancienne, toujours on a cherché les moyens de la combattre, différents traitements ont été proposés et suivis.

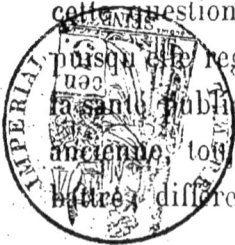

Par leur nature et leur manière d'agir, ils peuvent être divisés en deux classes, en répressifs et en préventifs. Les premiers sont employés principalement par les gouvernements despotiques qui enchaînent et tuent ceux qui les troublent et les gênent. Les moyens préventifs sont pratiqués dans les sociétés éclairées; bien gouvernées, elles n'ont recours aux moyens de répression que pour punir les crimes qui n'ont pu être prévenus; le mérite d'un gouvernement pourrait donc être apprécié par le développement et l'efficacité des moyens préventifs qu'il emploie, par la proportion et par la nature des moyens répressifs qu'il est contraint de mettre en usage.

Nous ne parlerons pas des moyens de répression, ils sont du ressort de la loi; nous nous occuperons seulement des moyens préventifs; en appliquant ces moyens au corps social, on peut suivre la méthode employée par les hygiénistes pour prévenir la maladie, assurer la conservation et le développement du corps humain. L'hygiène ainsi considérée dans ses résultats sur la santé générale est cette partie de l'économie sociale désignée sous le nom d'hygiène publique; cette science, dont l'utilité n'a jamais été mieux appréciée qu'à notre époque, est aujourd'hui très-étudiée, très-répandue; elle veille aux intérêts de tous, des Conseils s'en trouvent dans tous les grands centres de population : ce sont les Conseils d'Hygiène et de Salubrité. Cette désignation indique qu'ils s'occupent plus spécialement de la partie matérielle de l'hygiène; mais je dis que, ne pouvant pas s'occuper de la partie morale, cette hygiène est insuffisante. Je signale cette lacune aux esprits sérieux, et j'apporte pour aider à la combler ce que m'ont appris de longues études.

Il a été démontré, je pense, que tous les désordres qui troublent le corps social peuvent être attribués aux aberrations intellectuelles et aux écarts des principes de la morale; nous avons fait nos efforts pour rendre évident que s'il en est ainsi, c'est qu'on refuse d'accepter pour règle de conduite la religion, qui seule a le droit d'imposer son autorité à ses croyants, et dont le pouvoir ne peut être contesté par eux. Nous allons faire de l'hygiène morale d'après ces principes.

La morale, sentiment naturel dont les racines sont dans la conscience, doit être réglée et développée. L'homme abandonné à lui-même se dirige seulement d'après ses - besoins matériels et sensuels; privé de lumière, il vit dans un état de désordre tel qu'il ressemble à un aveugle qui fait des faux pas et tombe très-souvent. Les nations qui n'ont pas encore été civilisées, et dont heureusement le nombre diminue rapidement, nous en fournissent l'exemple. La morale est une nécessité si indispensable que nous en trouvons des principes dans l'antiquité et chez toutes les nations non chrétiennes, qui étaient parvenues, par les forces seules de leur intelligence, à un certain degré de civilisation. Il est remarquable que, pour donner plus d'autorité à leurs préceptes moraux, ils les attribuaient à l'inspiration de leurs divinités. Parmi les codes moraux qui nous ont été transmis de ces époques éloignées, il en est qui contiennent des préceptes étonnants par leur sagesse; il semblerait que leurs auteurs aient été éclairés

par quelque rayon de la vérité divine. Quoi qu'il en soit, le
monde, à l'exception du peuple hébreu privilégié, manquait
de guide autorisé ; il lui a été donné par la venue du Christ.
Depuis que nous avons la morale évangélique, plus d'in-
certitude ; la conscience peut être éclairée ; nous avons un
guide certain, puisqu'il provient de la source de toute
lumière. Cette morale si bien appropriée à nos besoins
de toute nature, si simple qu'elle soit, doit pourtant aussi
être enseignée ; les maîtres sont tout naturellement les
ministres de la religion ; mais, comme cette morale religieuse n'est pas seulement nécessaire pour notre salut,
et qu'elle est en même temps d'un grand intérêt social,
elle fait partie de l'instruction publique, et elle est donnée
par les maîtres qui sont officiellement chargés de l'enseignement ; à cause de son utilité pour chacun, les parents, ceux au moins qui savent apprécier le mérite de
cette instruction, la donnent eux-mêmes à leurs enfants ;
c'est de cette triple source que découle l'hygiène morale.

XIV

L'efficacité de la morale est si bien comprise qu'elle
n'est contestée par personne, pas même par ceux qui ne la
pratiquent pas : tous les gouvernements, à moins qu'ils
ne soient frappés d'aveuglement, comprennent cette vérité, qu'un peuple moral est plus facilement gouvernable.

Ce principe est donc admis ; le dissentiment ne se rencontre que sur les moyens d'application.

Malheureusement, les gouvernements qui essayent d'établir leur durée principalement sur la garantie que donne une bonne moralisation sont des exceptions ; la plupart ont recours à d'autres moyens. Les plus mauvais maintiennent leurs peuples dans l'ignorance qui porte à l'abrutissement, ils trouvent plus facile de conduire des hommes sans intelligence et chez lesquels le sens moral est éteint ; ils craignent moins les révoltes, ils pensent que la force brutale suffit pour les contenir.

D'autres, plus avancés, croient suffisant, pour satisfaire le peuple et le maintenir paisible, de donner un grand développement aux intérêts matériels, des encouragements aux sciences, aux arts et à l'industrie ; sans doute, ils répondent par là à des besoins réels et ils méritent de la reconnaissance ; mais ces besoins réels, en prenant du développement, deviennent exagérés, factices et insatiables : dès lors ces nations sont dans une agitation continuelle, elles deviennent remuantes et difficiles à contenir, elles ont un besoin d'expansion qui les porte à de dangereuses entreprises ; elles peuvent être une cause de défiance et d'inquiétude pour leurs voisins.

Selon certains politiques, la paix des nations, le bonheur des peuples ne se trouvent que dans le gouvernement de tous et pour tous, c'est la République. C'est en effet l'idéal du meilleur gouvernement ; est-ce à dire qu'il rend les hommes meilleurs ? Non, ce gouvernement ne pourrait convenir qu'à une société dont les membres seraient intelligents, honnêtes, vertueux, en un mot, moralisés par la religion chrétienne.

L'histoire nous a appris ce que sont devenues la plupart des républiques; et celles qui ont duré n'étaient qu'un despotisme exercé sur la majorité par une minorité intelligente.

L'impossibilité de fonder une nation qui puisse vivre en paix a conduit des hommes de cœur à proposer de nouvelles bases à l'organisation sociale; c'est ce que voudraient établir les adeptes de Fourier et de Saint-Simon. Leur erreur est généreuse; elle est inspirée par l'amour de l'humanité, leurs intentions ne peuvent être suspectées; mais ils se trompent en repoussant notre religion, le seul moyen de moraliser la société.

Ce court aperçu des moyens employés et proposés pour donner la paix et le calme que tout le monde désire, suffit pour démontrer leur insuffisance. Les formes de gouvernement, les lois, les mesures administratives sont assurément des moyens qui peuvent concourir à maintenir l'ordre, mais, seuls, ils ne pourraient suffire; pour l'établir sur des bases solides et durables, il faut des institutions qui rapprochent les hommes par le cœur, qui développent les sentiments affectueux, qui élèvent l'âme et la purifient; ces institutions existent au milieu de nous; elles ont une origine divine, elles ne peuvent en avoir d'autre.

L'intelligence humaine la plus grande n'aurait pu les inventer, puisqu'elle ne peut les bien comprendre qu'éclairée par la foi.

Il y a des gens qui s'effrayent à l'idée de retomber sous la domination du clergé. Mais cette crainte n'est pas sincère, et ceux qui la mettent en avant ne s'en servent que comme d'une arme qu'ils aiguisent contre la religion elle-même. Que craint-on? Est-ce l'influence morale? Mais où a-t-on jamais vu le clergé prêcher l'immoralité? C'est donc l'influence politique? Mais, depuis 1789, tout n'a-t-il pas changé? Institutions, forme de gouvernement, esprit politique? L'esprit du clergé lui-même? Le prêtre qui aujourd'hui rêverait une théocratie serait un aveugle ou un esprit malade.

Devons-nous craindre de retomber dans la barbarie en recevant du clergé l'instruction morale? Quoi que l'on en dise, les ministres de la religion sont, comme nous, au niveau de leur époque, comme nous, ils ont des idées libérales. Socialement et politiquement ils se prêtent à toutes les modifications que peuvent présenter les institutions humaines. Pour tout ce qui regarde l'humanité, ils sont mobiles comme elle. Et il n'est qu'un point sur lequel ils sont immuables, c'est le dogme ; il leur a été donné, ils doivent le conserver et le transmettre intact dans toute la succession des siècles. Cette immobilité d'un principe fait contraste avec la mobilité des institutions humaines. Notre orgueil se révolte contre une autorité qui veut nous imposer des principes ; mais la raison comprend qu'il doit en être ainsi, puisque les principes moraux qui dé-coulent de la religion ne peuvent pas varier selon les temps et les lieux. Acceptons donc de ses ministres la di-rection qu'ils sont chargés de nous donner ; qu'ils soient étrangers à tout ce qui concerne les affaires politiques et administratives, soit, mais qu'ils aient toute liberté pour diriger l'éducation morale et religieuse ; leur intervention bien comprise concourra puissamment au bien-être général.

De toutes ces considérations il résulte que l'unique remède à tous les maux dont le corps social est atteint se trouve dans la moralisation de ses membres, et que l'on ne peut parvenir à cette moralisation que par une éducation religieuse. On dira peut-être que cette éducation fait partie du programme de l'enseignement : cela est vrai ; cependant si nous apprécions cet enseignement par les résultats, nous verrons qu'il ne répond pas au programme, car une partie des enfants qui quittent nos écoles ne pratiquent ni la religion, ni la morale, qui ont dû leur être enseignées. Il importe donc de chercher la cause de ce fait regrettable : mes rapports avec les instituteurs depuis plus de trente ans, comme membre ou délégué du Conseil de l'instruction publique, et mes relations journalières avec les enfants et leurs parents, m'ont permis de reconnaître pourquoi l'éducation, cette partie si essentielle de l'enseignement, était si incomplète. Je n'ai pas les mêmes renseignements pour ce qui concerne les enfants élevés dans les lycées et les colléges, je m'abstiendrai donc d'en parler.

L'instruction primaire est beaucoup plus répandue : plus d'enfants savent lire, écrire et calculer ; l'instruction peut parvenir à tous : les enfants pauvres la reçoivent gratuitement ; il semblerait que nous avons atteint la perfection ;

il en serait ainsi sans doute, si l'éducation répondait à l'instruction. L'instruction se constate par des progrès appréciables et sensibles qui peuvent satisfaire les maîtres et les parents ; l'éducation qui est l'expression de l'état moral frappe moins, on y attache moins d'importance ; le progrès moral des enfants ne se constate pas, comme le progrès intellectuel, par des concours, par des compositions, par des examens : tout au plus peut-il se reconnaître à la conduite non d'un moment, non d'un jour, mais de tous les instants de la vie; de plus, ce n'est pas par elle que l'homme produit. On attache du prix à l'instruction parce que l'on sait qu'elle nous donne de la valeur, et on tient moins compte de l'éducation, quoique ce soit elle qui règle la conduite, véritable moyen de conserver ce que l'on a gagné. De là, sans doute, l'indifférence des maîtres et des parents pour l'éducation ; les uns et les autres ont leur part de responsabilité : nous allons voir dans quelle proportion.

XV

Bien que les instituteurs aient reçu dans l'école normale les meilleurs conseils, et malgré la sollicitude de l'autorité et la surveillance des inspecteurs et des délégués cantonaux, ces jeunes maîtres très-aptes à donner de l'instruction, le sont moins à donner l'éducation, car celle-ci ne consiste pas seulement à lire et à expliquer quelques préceptes de morale, que contiennent tous les ouvrages à l'usage des enfants; l'éducation se donne surtout par de bons exemples. Livrés à eux-mêmes à un âge où l'on n'a pas encore l'expérience du monde, et où les passions ont un terrible empire, de jeunes maîtres peuvent faillir : les fautes contre la morale étant contagieuses, les élèves sont exposés; le corps des instituteurs n'est pas responsable de ces inconvénients, qui sont dus à la faiblesse de notre nature, mais ces inconvénients sont réels. L'influence de l'instituteur sur les élèves est particulièrement fâcheuse pour ce qui concerne l'instruction religieuse. Chargé de leur apprendre leur catéchisme, s'il ne pratique pas les principes qu'il enseigne, les enfants dont l'esprit est droit, qui ont la logique naturelle, seront frappés de cette inconséquence, et beaucoup seront conduits à imiter leur maître ; telle est la cause la plus puissante de l'irréligion du peuple.

C'est en vue de combattre ce mal, qui prend les proportions d'une calamité publique, qu'il a été formé des ordres religieux pour donner l'instruction aux enfants. Les services qu'ils rendent sont incontestables ; malgré cela, en reconnaissant le mérite des instituteurs religieux, je ne puis pas proposer qu'ils soient chargés exclusivement de l'éducation ; cette mesure imposée par l'autorité serait mal accueillie par ceux qui en auraient le plus besoin, elle serait donc impraticable.

D'ailleurs il y a quelque avantage à ce que l'instruction morale et religieuse soit donnée par un instituteur laïque, qui mette en pratique ce qu'il enseigne ; ses élèves seront d'autant plus disposés à l'imiter, qu'il est laïque comme eux. Il peut n'en être pas de même des bons exemples qu'ils recevraient de la part d'instituteurs religieux, qu'ils croiraient être obligés aux pratiques religieuses par leur caractère. Cette observation peut leur être inspirée par leur entourage si souvent irréligieux ; c'est ainsi que l'on voit souvent des enfants élevés par ces bons Frères se conduire si mal. Pour que les instituteurs laïques conservassent cet avantage, il faudrait qu'ils eussent eux-mêmes des principes religieux ; mais là est la difficulté ; l'autorité ne peut les leur imposer, elle n'a d'action que sur leur instruction, elle exige des garanties de moralité il est vrai, mais de cette moralité humaine qui se borne à n'être pas un objet de scandale, à ne pas troubler l'ordre; si elles sont seules, ces garanties ne sont pas suffisantes.

La religion, sans laquelle la morale est fragile, relève de la conscience : la conscience ne peut être violentée ; en faire une condition pour être admis dans l'enseignement serait un danger : celui de faire des hypocrites. Ce danger n'est pas imaginaire, il a existé sous certains gouvernements qui croyaient être utiles à la religion et à la société en favorisant les personnes qui paraissaient pieuses.

Comment sortir de cette difficulté? J'avoue mon impuissance, et je recommande l'examen de cette importante question à de plus compétents. Je demanderai seulement s'il ne serait pas possible d'apporter plus d'attention à la moralité des jeunes gens qui se présentent pour être admis à l'École normale, et si là on ne pourrait pas faire plus encore pour leur inculquer ces principes si indispensables afin qu'ils remplissent complétement l'honorable et si importante mission dont ils seront chargés.

En raison de la difficulté d'arriver à constituer un corps enseignant laïque qui réunisse toutes les conditions désirables, il faut reconnaître que des ordres religieux enseignants sont nécessaires pour donner toute sécurité aux familles qui veulent des garanties pour la bonne éducation de leurs enfants.

Les difficultés qui proviennent des parents dans la mission de donner une bonne éducation à leurs enfants ne sont pas moins grandes que celles que nous venons de signaler ; elles se rencontrent dans toutes les classes de la société. Dans les classes élevées, s'il n'y a pas de principes religieux, il peut exister des principes d'honneur qui donnent à la conduite un caractère moral, suffisant pour obtenir la considération publique. Les enfants placés dans un semblable milieu peuvent en suivant les exemples de la famille rester honnêtes et considérés. Il faut dire que pour un grand nombre, alors qu'il n'y a pas d'autre base, ils se relâchent facilement et que trop souvent ils causent le désespoir de leur famille : s'il en est ainsi pour les privilégiés, que doivent être les malheureux enfants qui vivent dans une famille où il n'existe ni principes d'honneur ni principes religieux ?

Nous le voyons, ce sont eux qui, devenus hommes, occupent activement la police ; il faut une armée pour les contenir, des tribunaux pour les juger, des hôpitaux pour les soigner ; ce sont les plus nombreux clients de la charité publique et privée.

Comment pourrait-il en être autrement? Enfants, puis jeunes gens, ils n'ont que de mauvais exemples, ils n'entendent que des paroles aussi contraires à la morale qu'hostiles à la société. Faut-il s'étonner qu'ils deviennent des hommes dangereux?

Dans ces conditions, peut-on accuser les instituteurs du peu de succès qu'ils obtiennent pour l'éducation? Non, assurément; mais c'est une raison de plus pour que les instituteurs soient préparés et disposés à lutter contre ce fléau.

Cette déplorable influence des parents sur leurs enfants empêche que l'instruction qui leur est donnée par le prêtre et par l'instituteur soit fructueuse pour eux et la société; c'est un obstacle contre lequel vient se briser l'autorité, il n'existe aucun moyen légal pour le combattre; on ne peut agir qu'en encourageant et par voie de persuasion. Dans le canton de Montfort-l'Amaury on a fondé une société pour favoriser le développement de l'instruction morale et religieuse; elle existe depuis plus de trente ans; les résultats ont été si satisfaisants, que quelques cantons du département de Seine-et-Oise ont suivi cet exemple. Cette institution pourrait, si elle était connue, trouver des imitateurs; l'appui du gouvernement ne lui ferait pas défaut.

Depuis quelques années l'instruction gratuite est donnée aux enfants indigents. On a pu croire, par suite, que tous ces enfants seraient instruits : il n'en est pas ainsi.

Les enfants des pauvres manquent le plus souvent à l'école; leurs parents, trop ignorants eux-mêmes, pour comprendre la nécessité de l'instruction, veulent tirer parti du peu de travail qu'ils peuvent faire, ils n'envoient pas leurs enfants aux leçons de l'instituteur.

XVI

L'instruction, qui développe l'intelligence, qui en agrandit l'horizon, et que nous voudrions voir s'étendre à chacun dans la mesure de sa capacité, augmente les besoins intellectuels. Il faut un aliment à cette faculté, elle est active, avide d'acquérir ; elle trouve une abondante nourriture dans les publications de la presse sous toutes les formes. Il en est de cette nourriture intellectuelle comme de celle du corps, il y en a de bonne, il y en a de mauvaise.

L'autorité veille avec une grande sollicitude, dont il faut lui savoir gré, à ce que les denrées alimentaires soient saines et salubres ; en est-il de même pour la nourriture intellectuelle? La loi est chargée de supprimer toutes les publications qui peuvent porter atteinte aux mœurs ; elle poursuit ceux qui s'en rendent coupables, et malgré sa surveillance, il se publie tous les jours des livres qui faussent l'intelligence et corrompent le sens moral. Cette source de mal a toujours existé, quoiqu'elle ait souvent été signalée ; son développement indique une augmentation de la dépravation générale ; il précède ordinairement les bouleversements de la société,

on devrait tenir compte de cette coïncidence. La répression
de cette cause de maladie du corps social est difficile. On se
trouve placé entre le respect que l'on doit à la liberté d'é-
crire et de publier ses opinions, et l'intérêt de la société ;
on sévit, il est vrai, contre les ouvrages qui blessent les
mœurs, la loi est positive : mais son application est faite
par des hommes qui, si désireux qu'ils soient d'être justes
et équitables, n'apprécient les faits qui leur sont soumis
que d'après leur impression morale ; ces appréciations, qui
n'ont pas d'autres bases, sont nécessairement variables
selon les temps, les lieux, les circonstances et les juges.
Il ne peut donc y avoir de doctrine toujours la même
pour l'appréciation des actes immoraux. Quand il s'agit de
déterminer si une substance alimentaire est saine et de bonne
qualité, on peut appuyer son jugement sur des caractères
qui frappent les sens de tous de la même manière, parce
qu'ils sont matériels ; il ne peut en être de même pour des
faits intellectuels et moraux qui sont appréciés par un sens
interne, différent chez chaque individu, et chacun a la liberté
de juger selon ses dispositions. De là cette diversité d'opinions, de là cette divergence de sentiment, même pour ce qui
regarde les œuvres produites par l'intelligence et pour les
actes moraux : cette liberté d'appréciation non limitée con-
duirait en politique à l'anarchie ; pour la morale, elle mène
au désordre. Aussi ces deux fondements de la société ont-
ils été assurés par une autorité supérieure, par l'autorité
divine ; quand l'Évangile nous dit de rendre à César ce qui
appartient à César, c'est nous recommander le respect et
la soumission au chef du gouvernement pour tout ce qui

est du ressort du temporel, et qui a rapport à l'organisation administrative, nous devons donc nous soumettre aux lois du pays que nous habitons. La même autorité divine nous a imposé une doctrine de morale. C'est elle qui doit servir de règle aux hommes; elle s'est infiltrée dans les nations chrétiennes; les individus mêmes qui n'ont plus la foi, conservent encore quelques principes de cette morale. Si nous avons un code pour maintenir l'ordre social, code fait par la main des hommes, ce code est en harmonie avec le degré de civilisation; nous avons aussi un code de morale dont l'origine est divine, celui-ci est le même toujours et pour tous. Si on voulait le consulter quand il s'agit d'apprécier la valeur d'une œuvre ou d'une action, on serait assuré de porter un jugement équitable : en est-il ainsi dans la pratique? Non, assurément, le jugement est mobile et varie selon les circonstances et les hommes; il ne peut en être autrement. Pour empêcher que ce désaccord n'aille jusqu'au désordre, ne pourrait-on pas agir en morale comme on fait pour la politique? Ainsi les gouvernements, même les plus libéraux, qui permettent que l'on discute leurs actes, défendent que l'on attaque leurs principes, que l'on conteste leur autorité. Pourquoi n'empêche-t-on pas que la religion, qui est la base de la morale, soit sans cesse attaquée? S'il était bien compris que la morale basée sur la religion est la seule vraie, la seule qui puisse maintenir l'ordre dans la société, la religion serait respectée comme l'est le souverain, et, dans l'intérêt de l'ordre public, la loi la protégerait. Du reste toute liberté pourrait être laissée pour les œuvres de l'intelligence qui ne porteraient pas atteinte à ces principes fondamentaux ; on pourrait continuer à publier tous ces ouvrages, qui mettant en relief nos passions en lutte les unes contre les autres, plaisent tant aux esprits qui ont besoin de distraction. Ce genre d'ouvrages qui répond à un besoin de notre imagination, et compose une littérature nombreuse et active, c'est le vrai miroir où se peint l'esprit du temps. Il est nécessaire que cette littérature soit surveillée; inoffensive tant qu'elle ne met en scène que les ridicules de la société, utile quand elle montre les dangers des vices et qu'elle glorifie les vertus, elle devient dangereuse, quand elle excite les mauvaises passions et cause des troubles dans la société, en l'attaquant dans ses bases soit politiques, soit morales; la liberté d'écrire jusqu'à ces limites conduit à la licence et à tous les désordres; à ce titre, elle doit être réprimée.

Nous venons d'exposer ce qui est fait et ce que l'on pourrait obtenir en modifiant celles de nos institutions qui ont de l'action sur la moralisation publique ; nous avons constaté que les efforts des ministres de la religion manquent leur effet parce qu'ils ne sont pas convenablement écoutés; nous savons que le pouvoir même, quelque bien disposé qu'il soit, ne peut empêcher toutes les infractions contre la morale. Il n'est que trop évident aussi que beaucoup de parents négligent le côté moral de l'éducation de leurs enfants.

Toutes ces causes réunies ont amené forcément un abaissement de la morale publique; c'est à cet abaissement qu'il faut réellement attribuer l'affaiblissement phy-

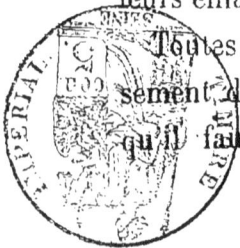

sique que nous avons constaté. L'homme est donc frappé
dans son ensemble.

Il est une science particulièrement destinée à la conservation physique de l'homme; elle lui apprend à donner
une sage direction à ses facultés, à faire un bon usage
de ce que la nature produit : cette science, répétons-le,
c'est l'hygiène.

XVII

Proposer l'hygiène comme un remède aux maladies du
corps social peut paraître un paradoxe ; quelques explica-
tions sont nécessaires pour prouver qu'il serait utile et
possible de faire parvenir à tous l'enseignement hygiénique.

L'utilité de l'hygiène pour la conservation de la santé
ne peut être contestée quand elle traite des aliments,
du régime, de l'air, en un mot de l'influence de la matière sur l'économie humaine. On pourrait dire que tout
le monde sent le besoin des principes d'hygiène, puisque
chacun cherche ce qui lui est utile et désire éviter ce qui
lui est nuisible; seulement on peut dire aussi que le
plus grand nombre compromet sa santé par ignorance
ou par indifférence, et qu'il y aurait avantage à faire arriver à tous quelques notions d'hygiène, celles au moins qui
sont indispensables. Beaucoup d'hommes par le bon sens

et l'expérience apprennent à reconnaître ce qui leur est
utile, sous le rapport matériel. Mais on nous accordera
que ces instincts naturels devraient être aidés par quelques notions d'hygiène ; cette science est d'autant plus
nécessaire que les besoins sont plus multipliés. Ainsi, pour
les hommes dont tous les jours se ressemblent, qui vivent
dans le même milieu, dont les travaux et la nourriture
varient peu, s'ils sont placés dans de bonnes conditions
hygiéniques, ils n'ont presque rien à faire personnelle-
ment afin de conserver leur santé ; les institutions qui protégent la salubrité publique se chargent de veiller sur
eux. C'est dans cette position avantageuse que se trouvent
placés la plupart des habitants des campagnes et ceux
de beaucoup de villes où tendent à s'appliquer les améliorations prescrites par la science.

Mais il n'en est pas ainsi pour la majorité de la population.

Par suite des progrès de l'industrie les objets de con-
sommation ont été multipliés et sont variés à l'infini : c'est
un avantage assurément, il y a plus de choix, il est plus
facile de satisfaire le goût, mais aussi il faut plus de dis-
cernement pour savoir distinguer ce qui est meilleur pour
la santé.

Ne voulant donner qu'un exemple de ces inconvénients,
je citerai l'usage du café au lait et du chocolat à bon
marché, si souvent falsifiés, qui remplacent la plupart du
temps chez nos ouvriers les soupes nourrissantes et facilement digérées que mangeaient nos pères ; l'hygiène seule
pourrait éclairer les nombreuses victimes de la mode et

de la spéculation industrielle ; cet enseignement devrait suivre le développement de la civilisation matérielle ou de l'industrie à qui elle est due, afin d'apprendre à faire un bon emploi de leurs produits.

Cette partie de l'hygiène est celle que l'on pourrait désigner sous le nom d'hygiène matérielle, en ce sens qu'elle s'applique à l'influence de la matière sur nous. C'est elle qui a été le plus étudiée, c'est elle seule dont s'occupent les institutions d'hygiène et de salubrité. Je ne conteste pas son utilité, je dis seulement qu'elle n'est pas suffisante. Si l'on considère d'où proviennent le plus grand nombre des maladies, on verra que les causes morales, comme nous l'avons dit précédemment, sont les plus fréquentes; dès lors ne devrait-on pas comprendre que la morale doit avoir une place importante dans l'enseignement de l'hygiène?

Cette influence du moral sur le physique est bien connue des médecins. Dans les ouvrages de médecine, le chapitre des causes des maladies contient une longue énumération des vices, des passions désordonnées : les infractions aux principes de la saine morale, l'abus de nos facultés diverses, déterminent ces lésions si nombreuses et si variées qui rendent la vie pénible et en abrégent la durée.

Ces causes ont une influence d'autant plus active et plus pernicieuse que la vie morale a plus d'extension. Chez les hommes qui sont pour nous un objet de pitié parce que leurs facultés morales sont peu développées, qui n'ont en quelque sorte que les besoins matériels indispensables, l'influence du moral est presque nulle ; il semble qu'ils ne

soient accessibles qu'aux impressions physiques : les affections nerveuses sont rares chez eux; mais chez ceux dont
les facultés intellectuelles ont un grand développement,
dont les besoins sensuels n'ont d'autre limite que l'épuisement de leurs organes, qui sont très-impressionnables,
et qui sont, comme on dit dans le monde, tout nerfs, les
maladies nerveuses se présentent nombreuses et variées.

De même que le thermomètre et le baromètre sont
influencés par les modifications de l'atmosphère, de même
le corps est impressionné par les secousses qu'éprouve le
système nerveux ; celles qui sont douces, naturelles, qui
proviennent des joies de la famille, ou que l'on trouve
dans les plaisirs honnêtes, ne procurent qu'une impression
salutaire à la santé. Il n'en est pas de même de ces plaisirs bruyants, de ceux qu'on ne peut obtenir qu'en sur-
excitant ses organes au risque de les user, ou même de
les briser.

Que d'émotions dans cette vie pour les hommes insatiables d'argent et d'honneurs! Que d'inquiétudes et de
déceptions pour les ambitieux ! Eh bien, toutes ces vio-
lentes secousses, tous ces orages vont frapper nos organes
et les rendent malades. Ainsi s'explique le nombre des
maladies nerveuses qui va croissant quand le sens moral
des masses est plutôt perverti que développé. C'est à l'hygiène morale qu'il appartient de faire connaître ces faits,
c'est elle qui doit dire à tous ces hommes ignorants ou
imprudents qui croient avoir assez fait en veillant à leur
régime et à leur bien-être matériel, que le grand danger
n'est pas de ce côté, qu'il se trouve dans la mauvaise

direction de leurs facultés morales. Tous, peut-être, auraient à demander des leçons à l'hygiène, car il en est peu qui se conduisent selon ses principes.

Indépendamment des maladies qui pourraient être évitées par une sage conduite, il en est un grand nombre qui nous attaquent sans que nous semblions nous les être attirées, car la vie, même pour les sages, est exposée à des maladies qui sont le triste lot de notre humanité ; pour celles-là, elles sont dans l'ordre providentiel, on ne peut les adoucir que par la soumission et la résignation.

Je ne demande pas que le médecin soit un professeur de morale. Son rôle sera seulement de faire connaître la funeste influence qu'exercent sur nos corps les passions désordonnées ; à d'autres le devoir et le droit d'apprendre à les régler. Tout en restant ainsi dans ses attributions, ne disant que ce que seul il sait, il concourrait encore à favoriser la moralisation publique ; car beaucoup, sourds aux préceptes de la morale religieuse et à ceux de la philosophie basée sur la raison, pourraient, éclairés sur leurs véritables intérêts, se corriger afin de conserver leur santé, et alors, bien que ce mobile soit personnel et n'ait pas un but élevé, le résultat serait favorable ; ainsi amendés, les hommes irréligieux ne seraient plus un objet de trouble pour le corps social, et deviendraient plus facilement accessibles aux principes de la vraie morale.

Ces considérations doivent être suffisantes pour prouver que l'enseignement de l'hygiène est indispensable, non toutefois de l'hygiène purement matérielle, mais de celle qui montrerait également l'action funeste des causes mo-

rales sur la santé. Il me reste à démontrer qu'il est possible et facile de donner à tous cet enseignement dans la
mesure de leurs besoins.

La nécessité de cette instruction a été déjà comprise; il a
été publié de nombreux ouvrages d'hygiène qui s'adressent
à toutes les classes de la société ; il est fait des cours d'hygiène populaire dans quelques grands centres de population. Ces efforts pour répandre et propager l'instruction
hygiénique prouvent que c'est un besoin de notre époque.
Mais, il faut le dire, ces efforts sont insuffisants; ces livres
ne vont qu'à ceux qui sont soucieux de leur santé; restent
sans secours les ignorants beaucoup plus nombreux, qui
ne se doutent pas même que l'on peut apprendre à se
bien porter.

Il n'est qu'un moyen de donner à tout le monde les notions d'hygiène indispensables, c'est que cette instruction
fasse partie du programme de toutes les écoles.

Prévenons d'abord une objection qui pourrait être faite
à la vulgarisation de l'hygiène. Cette science, quant à présent, est particulièrement enseignée aux médecins; elle
leur apprend à reconnaître les causes des maladies et à
les prévenir; ils sont les lumières de tous les Conseils
d'hygiène et de salubrité, et rendent de grands services;
ils peuvent faire plus aujourd'hui : l'hygiène, comme
d'autres sciences, telles que la chimie et la physique, a
fait assez de progrès pour pouvoir être aussi popularisée;
elle peut détacher de son foyer des rayons qui porteraient
une lumière salutaire à chacun : si les autres sciences
concourent au bien-être général en favorisant les progrès

de l'industrie et de l'agriculture, l'hygiène y concourra en apprenant à conserver la santé ; elle le peut, elle le doit, espérons que ses offres seront acceptées. La proposition de donner l'instruction hygiénique dans les écoles peut être faite avec confiance ; l'essai en a été fait, et, malgré des circonstances peu favorables, il a réussi dans les écoles primaires.

Je vais en quelques mots faire l'histoire de cette nouvelle partie de l'enseignement.

Orfila, le savant, l'illustre doyen et professeur de l'École de médecine, membre du conseil supérieur de l'instruction publique, a rédigé, en 1845, un petit manuel d'hygiène à l'usage des écoles primaires. Il a été répandu dans les écoles de la ville de Paris. Membre du comité cantonal, j'ai, de concert avec mes collègues, fait distribuer ce livre à toutes les écoles ; bien que son auteur soit descendu des hauteurs de la science pour se mettre au niveau de ses petits élèves, et que j'aie essayé dans une nouvelle édition, autorisée par mon honorable maître, d'approprier cette instruction aux besoins des habitants des campagnes, notre tentative n'a pas réussi ; les enfants ne comprenaient point. Convaincu de l'utilité de cette instruction, j'ai rédigé en 1850 un nouveau petit livre d'hygiène pour les écoles, d'accord avec les médecins de l'arrondissement de Rambouillet, réunis en société médicale : cet ouvrage, imprimé aux frais du conseil général, a été répandu dans toutes les écoles du département sans plus de succès que les précédents ; lui aussi n'était pas compris des enfants ; il était également au-dessus de leur intelligence.

Connaissant la cause de ce nouvel échec, j'ai encore fait une tentative. Cette fois j'ai confié mon manuscrit à un instituteur zélé et intelligent, le chargeant de le dicter à ses élèves, et lui demandant, tout en conservant la substance de mon enseignement, de le présenter sous la forme et avec les expressions les plus propres à être comprises. Ce travail a été fait avec soin, et je l'ai publié, sous le titre de : « *Leçons d'hygiène à l'usage des écoles primaires.* » Il a été autorisé par le conseil supérieur de l'instruction publique en 1859. Trois éditions écoulées me font croire qu'il a été accepté dans beaucoup d'écoles ; dans celles du canton que j'habite j'ai pu, à l'occasion du concours entre toutes les écoles sur toutes les branches de l'enseignement primaire, m'assurer, en lisant les compositions d'hygiène, que cet enseignement convenablement présenté pouvait être mis à la portée de ces jeunes intelligences. Je dois dire que les résultats ont dépassé mes espérances. Je voudrais que certaines compositions fussent connues, il ne resterait plus de doutes sur la possibilité de la vulgarisation de l'hygiène. J'ai cru nécessaire d'entrer dans tous ces détails pour démontrer que, si ce problème était difficile à résoudre, il avait pu être résolu avec de la persévérance. On peut conclure que ce qui a été fait pour les enfants de nos petites écoles, dans des conditions si peu favorables, peut être appliqué plus facilement aux écoles d'un degré plus élevé ; que l'on soit prévenu par mon expérience que le succès dépend de la rédaction du cours ou leçons d'hygiène, qui toujours doit être en rapport avec l'intelligence et le besoin de ceux auxquels l'enseignement est destiné.

La nécessité de cette instruction acceptée, on pourrait craindre que le cadre des études étant déjà bien rempli, il fût difficile de lui donner place ; je puis assurer qu'en se bornant à ce qui est indispensable, on peut en vingt-six leçons faire un cours complet. Pendant les dix années de mon professorat à l'institution de Grignon, j'ai acquis la conviction que ce nombre de leçons suffisait pour un enseignement régulier, à la condition toutefois de ne faire entrer dans le programme que l'indispensable.

Ainsi il sera toujours possible de consacrer vingt-six heures pour vingt-six leçons sans compromettre les autres études.

Si l'autorité compétente prenait la résolution de faire enseigner l'hygiène dans toutes les écoles, elle ne serait pas arrêtée par les moyens d'exécution.

M'étant occupé de cette question, je crois pouvoir, à titre de renseignement, indiquer quelques-uns de ces moyens.

Un médecin est attaché à toutes les écoles qui ressortissent au ministère de l'instruction publique ; il en est de même pour les écoles privées qui ont une certaine importance ; l'enseignement de l'hygiène pourrait être confié à ce médecin. Dans les écoles peu importantes par le nombre des élèves pour lesquels la rétribution d'un professeur d'hygiène, quelque faible qu'elle pût être, serait une charge trop lourde, cette instruction serait donnée par un maître à l'aide d'un manuel ou de leçons, comme il est fait dans les écoles primaires.

Il devrait être prescrit de placer l'enseignement de l'hy-

giène pendant la dernière année des études, afin d'être
assuré qu'il soit mieux compris et plus fructueux.
La partie morale de l'hygiène devrait être la même toujours et partout; quant à l'hygiène matérielle, celle-ci serait modifiée selon les lieux, les climats et la position sociale des enfants. Ainsi elle serait plus large et plus étendue dans les lycées et les grands collèges, où elle s'adresse
à des jeunes gens dont la plupart sont destinés à avoir
dans le monde une vie active, de nombreuses relations et,
qui, par suite, ont plus besoin d'être mis en garde contre
les occasions qu'ils rencontreront de manquer aux préceptes de l'hygiène.

Dans les écoles professionnelles, agricoles, industrielles,
l'enseignement serait plus spécialement dirigé vers les besoins de ces différents élèves et la nature du milieu dans
lequel ils sont appelés à vivre.

Aux élèves des séminaires et des écoles normales une
instruction plus développée serait convenable, car elle ne
leur serait pas donnée pour eux seulement, ils devraient
les premiers la répandre autour d'eux quand ils seraient
appelés à exercer leur ministère. Cette nouvelle mission,
qui a un caractère moral, s'allierait bien avec leurs autres
devoirs. Les instituteurs devant enseigner l'hygiène dans
leurs écoles pourraient, ainsi préparés, commenter les
ouvrages destinés à donner cet enseignement et à le rendre
plus complet.

Les filles participeraient également au bénéfice de cette
instruction; elles sont destinées à avoir la direction et la
surveillance de la vie domestique, elles auraient beaucoup

à apprendre pour rendre plus saine et plus salubre la
vie du ménage. Par cette voie on pourrait corriger de mauvaises habitudes invétérées, détruire beaucoup de préjugés.

Aux écoles communales de filles, le petit livre d'hygiène
destiné aux enfants des écoles primaires serait suffisant ;
pour les pensionnats importants le médecin ferait un
cours, les laïques et les religieuses qui se destinent à l'enseignement recevraient comme les instituteurs une instruction hygiénique spéciale.

Ainsi développée, l'instruction hygiénique atteindrait
tous les membres de la société et répandrait ses bien-
faits sur tous. On comprend le bien-être que chacun en
obtiendrait ; combien de maladies, de crimes et d'infractions contre la morale et la loi civile seraient prévenus.
Espérons que cet auxiliaire de la religion et du pouvoir
étant accepté et bien dirigé, pourra avoir une heureuse influence sur l'amélioration de la santé publique et du corps
social lui-même.

L'application de ce système d'instruction hygiénique
procurerait au corps médical une grande et belle mission.
Jusqu'alors la société ne lui demande que la guérison des
malades, ce n'est qu'exceptionnellement qu'il est consulté
pour des mesures de salubrité. Il deviendrait ainsi un des
éducateurs de la société, en apprenant à prévenir dans la
mesure du possible les maladies qu'il est chargé de soigner ; ce serait noble et généreux, ce serait digne de lui.

L'hygiène devenant une science d'une application si
étendue, acquérant une importance de premier ordre,
mériterait un enseignement spécial au Collége de France :

là il pourrait être fait un cours complet ; ce serait l'hygiène générale qui emprunterait à toutes les connaissances
humaines ce qui peut servir à la conservation de la santé ;
toutes les sciences physiques et morales apporteraient leur
contingent; il résulterait de la réunion de tous ces matériaux une source où nous irions puiser, nous, modestes
hygiénistes, spécialistes, pour en faire profiter les diverses
classes de la société. Cette innovation, dont les services seraient vite appréciés, ne tarderait pas à porter des fruits
et à être acceptée par les autres nations; ayons donc
l'honneur de l'initiative, ne nous laissons pas devancer.

XVIII

En me recueillant après avoir écrit ce qui précède, j'é-
prouve une impression qui pourra être ressentie par le
lecteur. Le mal est grand, les causes en sont innombra-
bles, mais les moyens de le combattre insuffisants : doit-on
se décourager ? Non assurément. Nous devons lutter,
lutter toujours, réunir nos efforts et les varier selon les
formes nouvelles que prendra ce mal.

Du reste, il en a toujours été ainsi; dans l'ancienne société française, avant 1789, la fortune était principalement
entre les mains de la noblesse et du clergé; ils avaient la
charge des pauvres et des malades ; eux seuls devaient soutenir les ouvriers qui ne pouvaient subvenir à leurs be-

soins; depuis que le clergé n'est plus propriétaire et que la noblesse a perdu ses priviléges, la fortune publique s'est répartie entre tous, et malgré cela le bien-être n'est pas devenu plus général ; un grand nombre, par imprévoyance, désordres ou accidents, ne peuvent se suffire à eux-mêmes; ils ont besoin de secours; ces secours ne leur font pas défaut, sans doute : l'assistance publique et la charité privée y pourvoient. Mais le nombre des ouvriers qui tombent dans la misère tend à s'augmenter. La cause a été cherchée ; on a trouvé que pour la plupart c'était l'imprévoyance. Beaucoup d'ouvriers, comptant sur leurs forces et leur santé, dépensent journellement ce qu'ils gagnent, et, la maladie, les infirmités et la vieillesse étant arrivées, ils tombent dans la misère. Ce fait a inspiré la pensée de fonder des sociétés de secours mutuels ; elles étaient d'abord constituées d'ouvriers de la même profession ; leur nombre fut dans le principe assez limité; leurs services ont pu être appréciés et le gouvernement actuel leur a donné un grand développement; entre autres il a fondé des caisses de retraite pour la vieillesse, institué une caisse de prêt pour les ouvriers; il a aussi multiplié et favorisé les caisses d'épargnes.

Toutes ces institutions tendent à remédier aux maux qui pourraient résulter de l'imprévoyance ; elles développent de bons sentiments, elles établissent une certaine solidarité dans les classes; provoquent la bienfaisance chez les uns, et par suite la reconnaissance chez les autres.

Quoique très-utiles, ces institutions sont insuffisantes; elles ne profitent qu'à un trop petit nombre, à ceux seule-

ment qui peuvent comprendre que l'ordre dans les affaires
est nécessaire : les insouciants, ceux qui vivent au jour le
jour, les démoralisés en un mot, n'en profitent pas. C'est
pour cela que nous ne voyons dans les sociétés de secours
mutuels que les ouvriers qui ont une bonne conduite. Il
est vrai que c'est une condition pour en faire partie, mais
nous constatons avec peine que le nombre en est restreint.
Pourquoi en est-il ainsi ? pourquoi la grande majorité des
ouvriers reste-t-elle en dehors de nos sociétés ? C'est surtout
qu'ils manquent d'ordre et de prévoyance ; c'est que ces
bons sentiments sont étouffés par l'immoralité. Il faut
donc s'appliquer à donner une bonne éducation aux générations qui s'élèvent, afin qu'elles soient une pépinière
pour les sociétés de secours mutuels. En agissant ainsi,
on diminuerait la source du mal, et les digues qu'on y op-
poserait en empêcheraient le développement.

Par l'emploi de ces moyens réunis, et j'entends par là
une bonne éducation qui comprendrait, outre l'instruction
littéraire et scientifique, l'instruction hygiénique d'accord
avec l'instruction religieuse, des institutions de prévoyance
aussi larges et aussi étendues que possible, la répression
de tout ce qui peut porter atteinte à la religion, et par
suite à la morale ; par ces moyens, dis-je, on verrait di-
minuer le nombre des maladies et des crimes ; la prospérité augmenterait et on pourrait être préservé de ces révolutions qui ont affligé notre pays depuis deux tiers de
siècle. Un résultat si beau, si désirable, devrait porter les
hommes de bien à s'entendre, quelles que soient leurs opinions et leur doctrine.

Ce vœu, l'amélioration du corps social, est dans le cœur d'un grand nombre; s'il n'est pas réalisé, si les résultats ne répondent pas aux désirs, c'est parce que le but étant le même, les opinions sur les moyens à employer pour y arriver sont différentes; ainsi, pour les uns, il suffit de produire des richesses afin que tous puissent se procurer bien-être et jouissances; d'autres se préoccupent plus particulièrement de l'amélioration morale et regrettent qu'il soit fait si souvent un mauvais emploi de ces richesses, qui favorisent le relâchement des mœurs. Il existe donc une espèce de désaccord entre ces hommes de bien qui désirent être utiles à la société. C'est un malheur regrettable; on ne peut l'éviter qu'en donnant par l'éducation une bonne direction à nos facultés morales, afin de voir devenir vraiment utiles et profitables les richesses que nous auront procurées le développement des sciences appliquées à l'industrie et à l'agriculture et toutes les autres conquêtes de l'intelligence.

Il y a donc nécessité de relever l'état moral de la société, de le mettre au niveau de l'état intellectuel, lequel a pris un si grand essor, afin que l'harmonie existe entre notre double nature spirituelle et corporelle, et que les besoins de chacun soient satisfaits, dans une proportion qui assure en même temps la paix de l'âme et la santé du corps.

Les médecins savent que la santé consiste dans la marche régulière de toutes les fonctions si nombreuses et si variées dont l'ensemble constitue l'organisme; et que d'un défaut d'harmonie résulte un état de maladie: pour ne

citer qu'un exemple, la prédominance excessive du système
nerveux tend à amoindrir la force matérielle due au sang :
dès lors l'équilibre peut être rompu, et des maladies diverses en être la conséquence. Que les économistes et les
hommes d'État le sachent bien, quand tout ce qui émane
du système nerveux est surexcité ou mal dirigé, le corps
devient malade de même pour la société : craignons donc
les manifestations des maladies sociales. Nous avons pu
démontrer dans le cours de cet opuscule que la société,
considérée dans son ensemble, éprouve un amoindrissement dans sa partie matérielle ; cet état coïncide avec une
altération du sens moral : on doit tenir compte de cet état
maladif, dont nous avons fait connaître les symptômes.

Du reste, ce besoin de la morale pour soutenir le corps
social n'est pas contesté, il n'y a de divergence, comme
nous l'avons déjà dit plusieurs fois, que sur les bases qu'on
donne à la morale, et c'est une cause de division bien
fâcheuse et bien regrettable entre les hommes les mieux
intentionnés, parce qu'elle est un obstacle à l'entente nécessaire pour obtenir un bon résultat. Cette réflexion m'a
été inspirée par une phrase que j'ai trouvée dans le numéro de juillet 1864 de la nouvelle *Revue de Paris*. Je
la signale parce qu'elle exprime sans doute la pensée d'une
classe assez nombreuse, d'une partie éclairée de la société,
et que les erreurs de ces hommes peuvent être considé-
rées comme une calamité publique. Je cite textuellement.
« La morale, jusqu'ici, s'est à peu près exclusivement
appuyée sur l'autorité religieuse ; aujourd'hui que la foi
tend chaque jour à disparaître, il serait à craindre

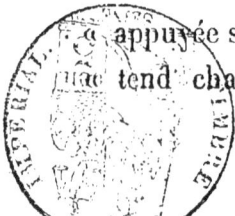

« qu'elle n'entraînât la morale dans sa ruine, si ce senti-
« ment n'existait pas en nous par une règle indépen-
« dante des croyances particulières, qui dérive de la nature
« même de l'humanité et qui a sa source dans le prin-
« cipe de la conscience. Il s'agit de dégager de plus en
« plus cette règle et de donner à la morale la certitude in-
« faillible d'une science en montrant que l'âme a ses lois
« psychologiques non moins immuables et non moins
« sûres que les lois physiologiques de l'organisme hu-
« main. Le rôle des romanciers serait alors de préparer
« les matériaux de cette œuvre, et ils entreraient ainsi en
« possession d'une utilité sociale qu'on leur a toujours
« auparavant contestée. »

Dans cet article, la nécessité de la morale est reconnue,
on conteste que la religion en soit seule la base, et comme
celle-ci tend à disparaître, dit-on, on se croit obligé d'en
chercher la source dans le principe de la conscience, ce
qui nous conduit à la morale individuelle, libre, volontaire, par conséquent à l'anarchie. Il est vrai que l'on
propose de donner à la morale la certitude infaillible de
la science psychologique, en montrant qu'elle a des lois
immuables et sûres, science que les romanciers auraient
la mission de préparer et sans doute d'enseigner.

Quelles tristes réflexions ces lignes nous inspirent !
Comment mettre à la portée des enfants et de toutes les intelligences cette morale prétendue scientifique? Et puis, les
principes de cette morale ne changeraient-ils pas tous les
jours? Ils n'auraient même pas la durée, si souvent éphé-
mère, des principes des sciences physiques? Laissez-nous

donc notre morale évangélique et prenez-la vous-mêmes ;
comme nous, vous voulez l'amélioration morale de la
société : comme nous, cherchez-la dans la religion, comme
nous vous la trouverez.

XIX

Nous avons essayé de faire connaître les maux qui affligent le corps social, nous en avons indiqué les causes et
les remèdes ; il résulte de cette exposition que tout le
mal est dû à une lutte incessante entre notre nature spirituelle et notre nature corporelle ; nous croyons devoir,
en terminant ce travail, exposer les effets de cette lutte ; ce
sera le tableau concentré de ce qui précède, ou plutôt les
mêmes questions présentées sous une autre forme. Quand
on veut faire accepter des idées, que l'on sait devoir ren-
contrer de l'opposition, il ne faut pas s'effrayer des re-
dites, il y a lieu de ne négliger aucun moyen pour con-
vaincre.

Nos besoins spirituels et corporels, compris et réglés,
devraient tendre à notre bien-être, à la paix de l'âme et à
la santé du corps. Il n'en est pas ainsi dans la pratique de
la vie, nous avons des besoins réels qui sont souvent né-
gligés et des besoins factices qui nous entraînent au mal.
Quant aux besoins matériels qu'ont également tous les
animaux, il suffit de suivre leur impulsion : l'instinct est

un guide sûr. Les besoins, à peine développés chez l'homme peu civilisé, grandissent et se multiplient à l'infini, à mesure qu'il avance en civilisation. Dès lors toutes les forces de l'intelligence sont dirigées dans le but d'y donner satisfaction ; quelle que soit sa puissance créatrice, l'homme, disposant de toute la nature matérielle, faisant tous les jours de nouvelles découvertes, peut à peine suffire à ses besoins factices ; ils s'étendent et changent sans cesse de forme.

L'homme est donc continuellement occupé à produire pour se procurer le bien-être et sa satisfaction ; c'est légitime et dans les vues de la Providence. Lorsqu'elle l'a placé sur la terre, elle lui a dit : « Travaille, le monde est ton domaine ; fais de l'intelligence que je t'ai donnée l'usage qu'il te plaira ; tu as sur cette faculté de l'âme toute liberté. » Il fait un complet usage de ce qui lui a été accordé, il profite aussi de sa liberté ; il faut l'en louer et l'en féliciter sans réserve, tant que ce travail a pour objet seulement d'augmenter le bien-être matériel de tous et de procurer des jouissances légitimes. Mais quand la littérature, les arts et l'industrie ou des institutions vicieuses tendent à développer ou à favoriser les mauvaises passions, et par suite à pervertir le sens moral et à détruire la santé, on peut dire que ce sont des dangers pour la société ; dès lors une surveillance active devrait être exercée par ceux dont le devoir est d'empêcher tout ce qui peut nuire au corps social. On dira peut-être que ce serait mettre des entraves à la liberté ; cet attribut de l'homme, ce don sublime qu'il a reçu du Créateur, doit toujours être respecté, sans nul doute. Mais nous ne sommes libres que par rapport à Dieu, et dans certaines limites, car en même temps qu'il nous a donné la liberté de nos actions, il nous a imposé une règle de conduite; si nous ne l'observons pas, nous connaissons les conséquences de notre désobéissance. Devant la société c'est autre chose; nous n'avons pas la même liberté, notre liberté est enchaînée par des lois auxquelles nous devons nous soumettre; si nous ne les suivons pas, nous encourons des peines; ces lois protégent les propriétés et les personnes, elles doivent aussi protéger la morale. On peut donc, au point de vue social, dans un intérêt général bien compris, abstraction faite de la religion, défendre tout ce qui peut pervertir les esprits, en jetant dans la société des principes faux et dangereux, des doctrines pernicieuses. L'absence de répression de ces délits ou crimes contre la société est-elle une faiblesse, est-elle un aveuglement? Craint-on de frapper les grands et les forts par le talent, n'est-on sévère seulement que pour les petits et les faibles? On poursuit et l'on punit sévèrement et justement tous les crimes contre la morale, quand il y a scandale et notoriété publique, et nous voyons laisser impunis, et souvent même honorés et glorifiés, les écrivains qui répandent sans cesse et sous toutes les formes des poisons moraux d'autant plus funestes qu'ils sont assaisonnés de tout ce qui peut flatter le goût; n'est-ce pas une grande inconséquence?

Suffira-t-il de signaler le mal pour qu'il soit arrêté à sa source?.

Le monde, comme nous venons de le considérer, présente un singulier et bien triste spectacle ; on ne voit partout que dissensions, luttes, guerres et toutes les cala-
mités qu'entraînent ces désordres, c'est-à-dire crimes et
maladies. L'histoire nous apprend qu'il en a toujours été
ainsi. En conclure que c'est son état normal et qu'il ne
peut en être autrement, serait décourageant. S'il est vrai
que le génie du mal gouverne trop souvent, il est vrai
aussi que le génie du bien règne encore sur cette terre,
et qu'il a de nombreux et actifs représentants. Il y a lutte
entre ces deux influences opposées ; on pourrait dire que
la société est divisée en deux camps. Pour l'un il n'y a
que le monde présent, et il lui faut à tout prix toutes les
jouissances possibles ; dans l'autre, on croit à une vie fu-
ture, on regarde celle-ci comme une épreuve, on accepte
avec résignation les peines et les souffrances de ce monde,
et on se conduit de manière à mériter un bonheur éternel.
Si le monde, considéré d'une manière générale, se peint
ainsi à nous, nous pouvons dire que ce même tableau se
rencontre chez tous les hommes ; tous sont un micro-
cosme, il n'en est aucun, même parmi les meilleurs, qui
ne se trouve placé entre ces deux courants opposés et ne
se sente souvent poussé à commettre telle action pouvant
flatter ses passions, mais que la conscience éclairée par la
religion repousse comme coupable. L'étude du corps social indique la prédominance de l'un de ces deux principes qui se disputent le gouvernement du monde. A notre
époque, où la guerre menace d'envahir toutes les nations,
malgré les efforts faits pour en prévenir les maux, nous

pouvons craindre que ces efforts ne soient pas toujours
efficaces ; sachant d'ailleurs, en consultant les archives de
la justice, et en remarquant ce qui se passe autour de
nous, que les crimes contre les mœurs augmentent, nous
sommes autorisé à dire, en présence de ces faits, que le
génie du mal prédomine ; il doit donc y avoir obligation
pour chacun d'indiquer ce qu'il croit nécessaire pour
combattre ce mauvais génie. C'est ce devoir que j'ai voulu
remplir en publiant ce que j'ai recueilli dans ma longue
carrière.

Jusqu'ici j'ai passé sous silence un abus dont l'action
funeste sur la santé publique ne peut tarder à se manifes-
ter, l'abus du tabac à fumer ; j'aurais pu sans doute signaler, outre les accidents terribles que produit chaque jour
l'imprudence des fumeurs, la triste influence déjà exercée
par cette malheureuse habitude sur la politesse et le sentiment des convenances autrefois si exquis dans la société
française.

Mais sous le rapport de la santé publique je me taisais,
n'ayant pas d'observations personnelles à citer, bien qu'il
ne fût pas difficile à un médecin de prévoir quels ravages
peut causer l'abus d'une substance dont l'action sur le
système nerveux est tellement puissante, que, même à petite
dose, elle peut donner lieu à de graves accidents.

Un mémoire lu, le 24 février dernier, à l'Académie
de médecine, par M. le docteur Jolly, membre de cette académie, ne me permet plus d'hésiter. Ses observations sup-
pléent amplement à celles que ma pratique ne m'a pas permis encore de réunir assez complètes.

Appuyé sur l'autorité de ce savant médecin, je crois de mon devoir d'ajouter à toutes les causes de maladies que j'ai déjà fait connaître, cette déplorable habitude dont les dangers ne sauraient être trop signalés à la génération présente, alors que nous voyons avec quelle rapidité la mode de fumer se propage, en imposant sa tyrannie à toutes les classes et, ce qu'il y a de plus malheureux, à tous les âges, depuis l'enfance elle-même jusqu'à la vieillesse [1].

Qu'il me soit permis, en terminant ces considérations hygiéniques, de citer cette judicieuse remarque de M. le docteur Jolly :

« En voyant chaque année, d'après les statistiques offi-
« cielles, s'accroître, avec le revenu fiscal du tabac, toutes
« les maladies des centres nerveux telles que les maladies
« mentales, les paralysies générales, les paraplégies, les
« ramollissements du cerveau, etc., ne peut-on pas se de-
« mander s'il n'y a pas là un grave sujet d'étude et de mé-
« ditation pour les médecins, si l'hygiène à son tour n'au-
« rait pas à compter avec le fisc , et si les deux cents
« millions que le Trésor encaisse annuellement peuvent ra-
« cheter les dommages qu'il cause à la santé publique? »

---

[1] Si les fumeurs ayant quelque souci de leur santé veulent connaître plus complétement les dangers de l'empoisonnement par la fumée du tabac, je les engage à lire le chapitre : Maladies de la moelle épinière, page 471 et suivantes de l'ouvrage de M. le docteur Constantin James, intitulé : *Guide pratique des eaux minérales.* 5e édition, 1861.

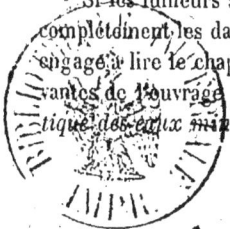

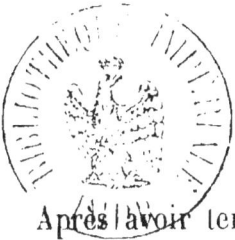

Après avoir terminé ce travail, je me suis demandé quel en serait le résultat; connaissant approximativement l'esprit de mes futurs lecteurs, je puis supposer comment il sera jugé. S'il tombe dans les mains de ces hommes qui ont la prétention d'être des esprits forts, indépendants, ils me traiteront avec dédain; s'appuyant sur leurs principes philosophiques et sociaux, ils combattront les miens, et se poseront en vainqueurs; d'autres jugeront peut-être plus commode de me considérer comme un rêveur, dont il est inutile de s'occuper.

Si cet ouvrage est lu par ces malheureux abrutis par l'immoralité, s'ils le comprennent, ils se sentiront blessés: par eux je serai considéré comme un calomniateur de notre époque, etc., etc. Je ne trouverai d'approbateurs que parmi ceux qui partagent mes opinions, et auxquels je ne puis être utile, puisque d'avance ils savent ce que je cherche à faire connaître.

S'il en est ainsi, pourquoi écrire? Parce que j'espère tomber sous les yeux d'une des nombreuses victimes de l'aberration du sens moral; coupables seulement par ignorance, elles peuvent encore revenir à la vérité, quand elle leur est démontrée.

Je souhaiterais que les hommes qui dirigent notre société comprissent qu'il y a urgence d'en relever l'état moral et de le mettre au niveau de l'état intellectuel ; qu'ils soient bien convaincus que, toutes les fois qu'il n'y a pas accord entre ces deux états, il en résulte une plaie, une maladie sociale.

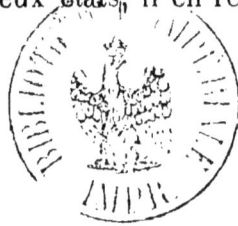

FIN

PARIS — IMP. SIMON RAÇON ET COMP., RUE D'ERFURTH, 1.

LEÇONS D'HYGIÈNE

A L'USAGE DES ENFANTS DES ÉCOLES PRIMAIRES

3ᵉ ÉDITION

L'introduction de cet ouvrage dans les écoles publiques est autorisée par décision du Ministre de l'Instruction publique en date du 30 juillet 1860

ENTRETIENS SUR L'HYGIÈNE

A L'USAGE DES CAMPAGNES

4ᵉ ÉDITION

Cet ouvrage fait partie de la Bibliothèque des Campagnes; il a été autorisé pour les Bibliothèques scolaires et les Écoles publiques, par arrêté ministériel du 28 février 1863.

PARIS.   IMP. SIMON RAÇON ET COMP., RUE D'ERFURTH, 1

www.ingramcontent.com/pod-product-compliance
Lightning Source LLC
Chambersburg PA
CBHW032324210326
41519CB00058B/5605